Rama Ojha
Guneet Guram
Junaid Ahmed Shaik

Medicina Dentária na Aviação

Rama Ojha
Guneet Guram
Junaid Ahmed Shaik

Medicina Dentária na Aviação

ScienciaScripts

Imprint

Any brand names and product names mentioned in this book are subject to trademark, brand or patent protection and are trademarks or registered trademarks of their respective holders. The use of brand names, product names, common names, trade names, product descriptions etc. even without a particular marking in this work is in no way to be construed to mean that such names may be regarded as unrestricted in respect of trademark and brand protection legislation and could thus be used by anyone.

Cover image: www.ingimage.com

This book is a translation from the original published under ISBN 978-620-2-02900-1.

Publisher:
Sciencia Scripts
is a trademark of
Dodo Books Indian Ocean Ltd. and OmniScriptum S.R.L publishing group

120 High Road, East Finchley, London, N2 9ED, United Kingdom
Str. Armeneasca 28/1, office 1, Chisinau MD-2012, Republic of Moldova, Europe
Printed at: see last page
ISBN: 978-620-8-18881-8

ÍNDICE

CAPÍTULO 1. INTRODUÇÃO 2

CAPÍTULO 2. AVIAÇÃO 4

CAPÍTULO 3. MEDICINA AERONÁUTICA 7

CAPÍTULO 4. MICROGRAVIDADE: EFEITOS NO CORPO HUMANO 13

CAPÍTULO 5. MEDICINA DENTÁRIA AERONÁUTICA 23

CAPÍTULO 6. BAROTRAUMA 24

CAPÍTULO 7. MICROGRAVIDADE: EFEITOS NA CAVIDADE ORAL 38

CAPÍTULO 8. CUIDADOS DENTÁRIOS 84

CONCLUSÃO 92

RESUMO 93

BIBLIOGRAFIA 99

CAPÍTULO 1. INTRODUÇÃO

Durante o voo, a tripulação é responsável pela vida dos membros da tripulação e dos passageiros, por completar com êxito o voo e por manter a aeronave em boas condições.[1] O êxito e a segurança da viagem são da responsabilidade não só dos passageiros mas também da companhia aérea. A segurança do voo deve ser sempre a prioridade, uma vez que qualquer dor oral-facial durante o voo pode distrair o piloto do voo ou da aterragem da aeronave e conduzir a um desastre. A deterioração da saúde oral foi considerada potencialmente prejudicial para o desempenho do pessoal numa missão espacial tripulada de longa duração.[4] A incapacidade súbita em voo pode pôr em risco a segurança do voo; assim, o estado de saúde de um indivíduo é uma parte importante da aptidão operacional da tripulação.[1,2]

Pouco depois da inovação do voo moderno, no início do século XX, começaram a ser relatados fenómenos fisiológicos e patológicos durante o voo, incluindo os relacionados com a face e a cavidade oral. Uma vez que os problemas dentários e outros problemas orais foram relatados como causas de dores e vertigens graves durante o voo, incapacitação e interrupção prematura dos voos, foram publicadas diretrizes para os cuidados dentários das tripulações aéreas nos últimos 60 anos.[1]

A maioria das diretrizes publicadas anteriormente aconselhava o uso de uma abordagem mais intervencionista/não conservadora no tratamento de tripulações aéreas do que em outras populações.[1,2] Por exemplo, na época da Segunda Guerra Mundial (WWII), recomendava-se a remoção de todos os dentes sem polpa em pacientes de tripulações aéreas, bem como de quaisquer raízes que estivessem sujeitas a fratura ou extração incompleta. Além disso, para os pacientes da tripulação aérea, foi recomendada a substituição de restaurações metálicas por restaurações de plástico "a fim de minimizar a pressão na câmara pulpar que pode produzir odontalgia".[1]

No entanto, a fim de reduzir os efeitos de uma potencial barodontalgia e os pesadelos das companhias aéreas quando os pilotos se encontram incapazes de trabalhar após um tratamento dentário, pode ser prudente para nós, enquanto dentistas, sugerir aos pacientes pilotos que mantenham um elevado nível de aptidão dentária. Devido à natureza do seu trabalho, com a falta de refeições e as mudanças de fuso horário, o pessoal das companhias aéreas é mais tentado a comer refeições ligeiras de alto teor energético e bebidas açucaradas. É assustador o número de doces e barras de chocolate que acabam nas refeições da tripulação. Uma boa saúde dentária reduz a necessidade de tratamento dentário, o que tem implicações adicionais em países onde a sida e a hepatite são endémicas.[5]

A necessidade de construir uma força aérea inigualável é universalmente reconhecida. É nossa responsabilidade assegurar que os homens que pilotam os nossos aviões não entrem no campo de combate deficientes. Eles devem estar fisicamente aptos.[6] Embora as viagens espaciais pareçam fáceis na televisão e nos filmes, na realidade causam problemas de saúde a curto e a longo prazo à carga mais delicada das naves espaciais: a sua tripulação. Tem havido uma tendência crescente para as pessoas viajarem internacionalmente. A facilidade dos transportes aéreos permitiu que, atualmente, mais de 700 milhões de pessoas viajem todos os anos para qualquer parte do mundo. Estas pessoas estão potencialmente expostas a sérias ameaças ao seu bem-estar, tais como acidentes e exacerbação de condições médicas e dentárias pré-existentes.[8] Agora que o homem está prestes a efetuar viagens espaciais prolongadas, é importante determinar se existem riscos para a saúde com origem na cavidade oral em condições de voo espacial.[9] Todos os potenciais riscos para a saúde devem ser detectados e eliminados para garantir o sucesso de missões espaciais prolongadas.[10] Todos os recursos da medicina e da medicina dentária devem ser reunidos para atingir este objetivo. A ciência médica está agora a ser utilizada. A ciência dentária deve assumir a sua responsabilidade, cultivando um novo campo - a Medicina Dentária Aeronáutica.[6] Este ramo não é apenas importante para o exame clínico do tratamento da cavidade oral, mas também do ponto de vista forense ou legal.[11]

No entanto, partindo de promessas iniciais e da visão de formação pós-graduada em odontologia aeronáutica há mais de seis décadas, temos atualmente poucos conhecimentos sobre este assunto e não dispomos de orientações baseadas em provas para os cuidados dentários dos membros das tripulações aéreas. Além disso, este assunto é raramente e apenas brevemente discutido nos manuais de medicina dentária.[1]

CAPÍTULO 2. AVIAÇÃO

A aviação é a conceção, o desenvolvimento, a produção, a exploração e a utilização de aeronaves, especialmente de aeronaves mais pesadas do que o ar.

Aeronáutica (do grego *aer* que significa "ar" e *nautike* que significa "navegação, marinharia", ou seja, "navegação do ar") é a ciência envolvida no estudo, conceção e fabrico de máquinas capazes de voar, ou as técnicas de operação de aeronaves. Embora o termo - que significa literalmente "navegar no ar" - se referisse originalmente apenas à ciência da operação de aeronaves, foi desde então alargado para incluir tecnologia, negócios e outros aspectos relacionados com as aeronaves. Uma das partes importantes da aeronáutica é um ramo da ciência física chamado aerodinâmica, que lida com o movimento do ar e a forma como este interage com objectos em movimento, como um avião.

Aviação é um termo por vezes utilizado indistintamente com aeronáutica, embora "aeronáutica" inclua embarcações mais leves do que o ar, como dirigíveis, enquanto "aviação" não inclui.[13]

História:

A história da aviação refere-se à história do desenvolvimento do voo mecânico, desde as primeiras tentativas com papagaios e planadores até aos voos mais pesados que o ar, supersónicos e espaciais.[14]

A. Voo antecipado:

A ambição humana de voar é ilustrada na literatura mitológica de várias culturas; as asas feitas de cera e penas por Dédalo na mitologia grega, ou o Pushpaka Vimana do Ramayana no rei Ravana, por exemplo.[14] Muitas culturas construíram dispositivos que viajam pelo ar, desde os primeiros projécteis como pedras e lanças, o boomerang na Austrália, a lanterna de ar quente Kongming e os papagaios.[12]

B.   Voo moderno:

Mais leve que o ar:

A era moderna da aviação começou com o primeiro voo humano sem amarras, mais leve* que o ar, em 21 de novembro de 1783, num balão de ar quente concebido pelos irmãos Montgolfier. A praticabilidade dos balões era limitada porque só podiam viajar a favor do vento. Reconheceu-se imediatamente que era necessário um balão dirigível ou dirigível. Jean-Pierre Blanchard pilotou o primeiro dirigível movido a energia humana em 1784 e atravessou o Canal da Mancha num deles em 1785.

Sir George Cayley foi uma das pessoas mais importantes na história da aeronáutica. Muitos consideram-no o primeiro verdadeiro investigador aéreo científico e a primeira pessoa a compreender os princípios e forças subjacentes ao voo. Pioneiro da engenharia aeronáutica, é considerado como a primeira pessoa a separar as forças de sustentação e de resistência que actuam em qualquer veículo de voo.[13] Em 1799, Sir George Cayley estabeleceu o conceito do avião moderno como uma máquina voadora de asa fixa com sistemas separados de elevação, propulsão e controlo. Os primeiros desenvolvimentos dos dirigíveis incluíam a propulsão por máquina (Henri Giffard, 1852), estruturas rígidas (David Schwarz, 1896) e maior velocidade e manobrabilidade (Alberto Santos-Dumont, 1901).[12]

Mais pesado que o ar:

Embora haja muitas reivindicações concorrentes para o primeiro voo com motor, mais pesado do que o ar, a data mais amplamente aceite é 17 de dezembro de 1903 pelos irmãos Wright, que resolveram o velho problema de controlar uma nave em voo. A adoção generalizada de ailerons tornou os aviões muito mais fáceis de manejar e, apenas uma década mais tarde, no início da Primeira Guerra Mundial, os aviões mais pesados do que o ar tornaram-se práticos para reconhecimento, observação de artilharia e até ataques contra posições terrestres.[12]

Tipos de aviação:

A) Aviação civil:

A aviação civil é uma das duas principais categorias de voos, representando toda a aviação não militar, tanto privada como comercial. A maior parte dos países do mundo são membros da Organização da Aviação Civil Internacional (ICAO) e trabalham em conjunto para estabelecer normas comuns e práticas recomendadas para a aviação civil através desta agência.[15]

A aviação civil inclui duas categorias principais:

> Transporte aéreo regular, incluindo todos os voos de passageiros e de carga que operam em rotas regulares; e

> Aviação geral (GA), incluindo todos os outros voos civis, privados ou comerciais.[15]

B) Aviação militar:

A aviação militar é a utilização de aeronaves e outras máquinas voadoras com o objetivo de conduzir ou possibilitar a guerra, incluindo a capacidade nacional de transporte aéreo (de carga) para fornecer o abastecimento logístico às forças estacionadas num teatro de operações ou ao longo de uma frente. O poder aéreo inclui os meios nacionais para conduzir essa guerra, incluindo a intersecção de transporte e embarcações de guerra. A grande variedade de aeronaves militares inclui bombardeiros, caças, caças-bombardeiros, transportes, treinadores e aeronaves de reconhecimento. Estes tipos variados de aeronaves permitem a realização de uma grande variedade de objectivos.[16]

Impacto ambiental:

A aviação tem impacto no ambiente porque os motores das aeronaves emitem ruído, partículas e gases, contribuindo para as alterações climáticas e o escurecimento global. Apesar da redução das emissões dos automóveis e dos motores turbofan e turboélice mais eficientes e menos poluentes, o rápido crescimento das viagens aéreas nos últimos anos contribui para um aumento da poluição total atribuível à aviação. Na UE (União Europeia), as emissões de gases com efeito de estufa provenientes da aviação aumentaram 87% entre 1990 e 2006.[17]

CAPÍTULO 3. MEDICINA AERONÁUTICA

Introdução

Há apenas sessenta anos, no final da Primeira Guerra Mundial, o Dr. Thomas R. Boggs, um consultor médico do Serviço Aéreo das Forças Expedicionárias Americanas, expressou a sua preocupação de que as oportunidades limitadas do pós-guerra na aviação afectassem negativamente o crescimento do campo da medicina aeronáutica. No entanto, não foi esse o caso. Pelo contrário, os avanços significativos na aviação desafiaram a profissão médica a ajudar a proteger a saúde e a segurança dos pilotos, tripulações e passageiros. Esta exposição traça o crescimento da medicina aeronáutica, desde os seus primórdios rudimentares nos relatos de doenças de altitude entre alpinistas até às vésperas dos voos espaciais.

Voar no espaço tem sido um sonho para os seres humanos de todo o mundo. Embora o fascínio de estar no espaço possa encher os astronautas de um sentimento de realização, muitos outros efeitos fisiológicos e psicológicos entram em jogo. Os efeitos fisiológicos são de natureza muito variada e incluem alterações nas necessidades energéticas, na composição corporal, na homeostase dos fluidos, na utilização de proteínas, no metabolismo do cálcio/osso e na hematopoiese. A adaptação fisiológica à microgravidade pode resultar na perda de glóbulos vermelhos, perda óssea e alterações na motilidade gastrointestinal. Outros aspectos do ambiente espacial podem levar a alterações na perceção quimiossensorial dos alimentos; estes incluem a dieta, a doença e as alterações bioquímicas. Estas alterações adaptativas à ausência de peso representam um obstáculo formidável à exploração humana do espaço.[19]

Assim, a medicina aeronáutica, também designada medicina de voo ou medicina aeroespacial, é um ramo da medicina preventiva ou do trabalho em que os pacientes/sujeitos são os pilotos e as tripulações. Esta especialidade esforça-se por tratar ou prevenir as doenças a que as tripulações são particularmente susceptíveis, aplica os conhecimentos médicos aos factores humanos na aviação e é, por conseguinte, uma componente essencial da segurança da aviação. Um profissional militar de medicina aeronáutica pode ser designado por cirurgião de voo e um profissional civil por examinador médico aeronáutico.[20]

História da medicina aeronáutica

Preocupação inicial com o mal de altitude e a pressão atmosférica:

Na literatura sobre montanhismo dos séculos XVII e XVIII são citadas várias causas para o mal de altitude, incluindo exalações venenosas da vegetação e a raridade do ar. Denis Jourdanet (n. 1815), um médico francês e amigo de Paul Bert (1833-1886), sugeriu pela primeira vez em 1875 que o oxigénio em grandes altitudes poderia ser insuficiente para saturar a hemoglobina. Três anos mais tarde, na sua publicação La Pression Barometrique, Bert confirmou a hipótese de Jourdanet e provou que o mal de altitude se devia a uma oxigenação imperfeita do sangue arterial, resultado da diminuição da pressão parcial de oxigénio a grandes altitudes.

Pouco depois de os irmãos Montgolfier terem enviado o seu primeiro balão de ar quente para o ar, em junho de 1783, muitos cientistas e médicos começaram a fazer experiências na arte da aeronáutica. Em 15 de outubro de 1783, o Dr. Jean-François Pilatre de Rosier tornou-se a primeira pessoa a subir num balão. Foi também o primeiro a morrer num acidente de balão. Edward Jenner, John Morgan e outros médicos do final do século XVIII, envolveram-se em balonismo, mas o mérito de ter sido o primeiro a subir ao ar para efetuar "uma investigação completa da natureza e propriedades da atmosfera que nos rodeia" é atribuído a John Jeffries, de Boston. A ascensão de Jeffries, em foi seguida pelo seu voo com Jean Pierre Blanchard sobre o Canal da Mancha em janeiro de 1785, o primeiro voo sobre a água na história da aviação. [18]

Em 1875, Gaston Tis-Sandier, Theodore Sivel e Joseph Croce-Spinelli, que ajudavam Paul Bert nos seus estudos, tornaram-se os primeiros aeronautas a utilizar o oxigénio na subida de um balão. Esta aventura terminou em tragédia, tendo todos perdido a consciência e apenas Tis-Sandier regressado à terra com vida. Hermann Von Schrotter (1870-1927), o fisiologista austríaco, foi outro importante contribuinte para a fisiologia da altitude e, a partir de 1894, fez uma série de subidas de balão a grande altitude com equipamento de oxigénio por ele concebido. Desenvolveu também a primeira máscara de oxigénio para aviadores. Foi a expedição anglo-americana Pike's Peak Expedition de 1911 e o seu estudo exaustivo da adaptação fisiológica a baixas pressões atmosféricas que colocou o imprimatur da ciência moderna no trabalho de Paul Bert.[18]

Medicina aeronáutica na Primeira Guerra Mundial:

De um modo geral, houve pouca preocupação com os problemas médicos relacionados com o voo desde a altura do voo dos irmãos Wright em 1903 até à primeira Guerra Mundial.[18] Em 1912, nove anos após o primeiro voo dos irmãos Wright, o Departamento de Guerra dos Estados Unidos publicou instruções formais para exames físicos e seleção de pilotos. Em 1916, o Coronel Theodore Lyster, otorrinolaringologista e oftalmologista, considerado "o pai da medicina aeronáutica", era o Chefe dos Serviços de Aviação e Profissionais do Gabinete do Cirurgião Geral. Na altura, um estudo sobre 100 pilotos britânicos mortos em combate contra a Alemanha revelou que 2 tinham sido abatidos, 8 tinham-se despenhado devido a falhas mecânicas e 90 tinham-se despenhado devido a erro do piloto, desorientação e outros factores humanos. Naturalmente, houve uma preocupação com o rastreio adequado dos pilotos. Consequentemente, os Drs. Jones e Lyster reviram os procedimentos de exame médico dos pilotos. O exame proposto foi um grande passo em frente porque incluía o uso da cadeira Barany e testes calóricos para avaliar o ouvido interno. Nos *Annals of Otology, Rhinology, and Laryngology*, de setembro de 1918, o Dr. Lyster escreveu: "Uma coisa é construir máquinas e treinar homens para voar nelas, outra é manter esses homens e máquinas no ar com a supervisão constante necessária. Este é um problema de grande alcance, que está intimamente envolvido na evolução do serviço aéreo, e que recai em grande parte sobre o serviço médico para manter estes aviadores na sua máxima eficiência".[21]

Os países europeus tinham organizado serviços médicos especiais para as suas forças aéreas antes dos americanos, mas em 1917 um grupo de oftalmologistas e otorrinolaringologistas lançou as bases da medicina aeronáutica americana ao estabelecer normas para o Serviço Médico Aéreo do Exército. A seleção inicial de pilotos deixou algo a desejar devido a uma ênfase excessiva nos testes da função vestibular e nos testes visuais. Ainda assim, as raízes da medicina aeronáutica como especialidade encontram-se na Primeira Guerra Mundial. O Dr. Jones e um associado, o Dr. Eugene R. Lewis, também otorrinolaringologista, cunharam posteriormente o termo "cirurgião de voo". Juntos, estes pioneiros da medicina aeronáutica desenvolveram um processo para um exame padronizado dos candidatos a piloto e também um sistema para formar e avaliar os médicos examinadores. Este conceito de "Conselho de Examinadores" precedeu o desenvolvimento dos conselhos de especialidades médicas tal como os conhecemos atualmente. Com a sua liderança, foram tomadas medidas para a criação, em 1918, do Laboratório de Investigação Médica do Serviço Aéreo em Hazelhurst Field, Mineola, Long Island, a partir do qual foi criada uma escola para cirurgiões de voo que mais tarde se tornou a Escola de Medicina Aeronáutica do Exército. Contribuíram de forma importante para o desenvolvimento da medicina aeronáutica durante a Primeira Guerra Mundial Theodore C. Lyster, William H. Wilmer, Yandell Henderson e Edward C. Schneider.[18]

Medicina aeronáutica entre as guerras. 1919-1938:

Em 1922, as instalações de Hazelhurst Field foram transferidas para Brooks Field em San Antonio, Texas. A investigação sobre o equilíbrio relacionado com os pilotos prosseguiu e, em determinada altura, foi utilizado um "Wobbleometer", que provavelmente representava uma forma inicial daquilo a que hoje chamamos posturografia. Em 1926, foi criada a Escola de Medicina Aeronáutica em Brooks Field. Após a criação da Escola de Medicina da Aviação, houve muitos marcos importantes para a continuação dos laços entre a otorrinolaringologia-cirurgia da cabeça e pescoço e a medicina espacial da aviação.[A] Este foi um período produtivo em que cientistas de vários países realizaram investigação sobre problemas de fornecimento de oxigénio, fatos de pressão e cabinas pressurizadas, efeitos médicos da aceleração e voo cego. Nos Estados Unidos, foi fundado o Aero Medical Research Laboratory em Wright Field. Nestas instalações, entre 1934 e 1940, o Dr. Harry G. Armstrong tornou-se o líder reconhecido da investigação médica na aviação e efectuou muitos estudos importantes, incluindo problemas relacionados com a hipoxia a grande altitude e o aeroembolismo, bem como os efeitos médicos da aceleração. O trabalho de Armstrong sobre o aeroembolismo levou à descoberta de que, a menos que os fluidos corporais sejam adequadamente protegidos num fato ou cabina selada e pressurizada, vaporizam a 63.000 pés (conhecida como a "linha de Armstrong").[18]

Em 1926, o cirurgião aeronáutico David A. Myers e o piloto William C. Ocker resolveram o grave problema do "voo às cegas" e revolucionaram a instrução de voo por instrumentos, introduzindo a "Caixa de Ocker" com o seu giroscópio e indicador de viragem e inclinação. Outro acontecimento significativo em 1926 foi a aprovação da Lei do Comércio Aéreo, que previa o exame e o licenciamento de aviões e pilotos civis. Em 1929, principalmente graças aos esforços do Dr. Louis H. Bauer, foi fundada a Aero Medical Association (atualmente Aerospace Medical Association) e, em 1930, esta organização iniciou a publicação da revista Aviation Medicine (atualmente Aviation, Space, and Environmental Medicine), o primeiro periódico dedicado à especialidade. Em meados e finais da década de 30, várias nações estavam a competir por recordes de altitude. Utilizando uma cabine pressurizada primitiva, Mario Pezzi ganhou as honras para a Itália em 1938, atingindo uma altitude de 56.046 pés. [18]

Medicina aeronáutica na 11ª Guerra Mundial, 1939-1945:

A medicina aeronáutica atingiu a maioridade durante a Primeira Guerra Mundial. As principais potências aéreas empreenderam projectos de investigação alargados e os cirurgiões de voo estudaram e envolveram-se nos problemas sentidos pelas tripulações de voo. À medida que os aviões voavam mais alto e mais depressa, a medicina aeronáutica teve de tomar medidas para minimizar o risco de morte e ferimentos. As complexidades mecânicas e fisiológicas do equipamento de oxigénio a grande altitude acabaram por ser ultrapassadas e foi desenvolvido equipamento de respiração sob pressão com diluidor. Inicialmente, as aeronaves com cabina pressurizada foram construídas em pequeno número - principalmente para fotorreconhecimento. O B-29 superfortress foi o primeiro avião pressurizado a ser produzido em grande número.

Pela primeira vez, as neuroses de guerra e a fadiga de combate foram objeto de uma atenção considerável; foram realizados estudos importantes entre o pessoal da força aérea 8th . Os efeitos da aceleração radial (blackouts) em curvas fechadas e arrancadas levaram ao desenvolvimento de numerosos dispositivos e fatos anti-gravidade experimentais. No final da guerra, a força aérea do exército dos EUA fez um esforço concertado para recolher informações e equipamentos relativos à investigação médica aeronáutica alemã. Alguns dos cientistas alemães que trabalharam no centro de investigação aeromédica da força aérea americana em Heidelberg acabaram por se mudar para os Estados Unidos.[18]

A era do jato:

A introdução do motor a jato apresentou alguns problemas médicos novos. O mais significativo foi o ruído dos motores a jato. Alguns problemas antigos foram agravados pelas centrais eléctricas de turbina que impulsionavam as aeronaves mais alto e mais rápido e para distâncias mais longas. O problema mais grave de voar com equipamento pressurizado era a possível perda de pressão na cabina a grandes altitudes. Se a equalização da pressão interna e externa ocorrer em menos de um segundo, chama-se descompressão explosiva; o súbito fluxo de ar pode fazer explodir um indivíduo para fora do avião. E, claro, a anoxia também é uma ameaça acima dos 40.000 pés. Os dois desastres com o avião a jato Comet em 1954 são exemplos impressionantes das violentas forças destrutivas que são desencadeadas por uma falha estrutural maciça de uma cabina pressurizada. A reconstrução e o estudo experimental destes dois acidentes aéreos por uma equipa médica é um bom exemplo da sofisticação e dos conhecimentos técnicos que se desenvolveram desde a Segunda Guerra Mundial. [18]

Os efeitos físicos da aceleração radial e linear aumentaram nos aviões a jato e levaram ao desenvolvimento de fatos antigravitacionais complexos e aos estudos de John P. Stapp sobre as forças de desaceleração no desacelerador linear alimentado por foguetões. Foram também desenvolvidos sistemas de ejeção automática para vencer as forças gravitacionais, que permitiam ao piloto sair do avião, protegendo-o do vento, da desaceleração por arrastamento do vento, da rotação violenta e da anóxia durante os salvamentos a grande altitude. Quando a medicina aeronáutica entrou na era dos voos espaciais, foi novamente confrontada com condições ambientais adicionais. Períodos prolongados de ausência de peso, radiação e ambientes selados foram alguns dos novos desafios. [18]

CAPÍTULO 4. MICROGRAVIDADE: EFEITOS NO CORPO HUMANO

Embora as viagens espaciais pareçam fáceis na televisão e nos filmes, na realidade causam problemas de saúde a curto e a longo prazo à carga mais delicada de uma nave espacial: a sua tripulação. Na Terra, a gravidade é uma força contra a qual o nosso corpo tem de trabalhar, o que mantém as nossas células, ossos e músculos fortes. Se retirarmos a força da gravidade da equação e durante um voo espacial de longa duração em microgravidade, o corpo humano sofre alterações dramáticas.[7] A exposição à microgravidade e ao ambiente espacial durante missões espaciais de curta e longa duração tem as seguintes consequências:

I. Problema relacionado com os músculos:

As perdas ósseas e musculares ocorrem a um ritmo acelerado em voos espaciais (microgravidade), em comparação com as perdas que ocorrem na Terra à medida que os seres humanos envelhecem, dos 25 anos até à senescência. De facto, a taxa de perda óssea nos seres humanos no espaço é 10 vezes mais rápida em microgravidade do que na Terra. A perda relativa de massa muscular esquelética é ainda maior em microgravidade do que a perda óssea. À medida que os seres humanos envelhecem dos 25 aos 50 anos, perde-se 10% da massa muscular esquelética. A partir daí, a redução da massa do músculo esquelético acelera, e aproximadamente metade da massa do músculo esquelético é perdida por volta dos 80 anos de idade. Em microgravidade, o diâmetro da fibra muscular esquelética diminui 16-36% após um voo espacial de 11 dias. Assim, os astronautas perdem tanto músculo esquelético durante 2 semanas de voo espacial como durante décadas de envelhecimento na Terra.[22]

Os astronautas perdem peso durante os voos espaciais, mesmo nas missões relativamente curtas (<3 semanas) dos vaivéns. É de esperar algum grau de perda de peso porque há menos necessidade de usar os músculos anti-gravidade.[23] Assim, o principal local de perda de proteínas são os músculos com funções antigravitacionais. A fraqueza dos astronautas após um voo espacial de longa duração tem sido atribuída a esta perda de proteínas corporais. Por analogia com estudos de repouso em terra em seres humanos e modelos de descarga de membros posteriores em ratos, acredita-se que, uma vez terminado o processo de adaptação inicial, a diminuição do tamanho do músculo é largamente conseguida por uma redução na taxa de síntese proteica e não por uma alteração na taxa de degradação. '232 ' Dois outros factores potenciais são a ingestão inadequada de alimentos e uma resposta de stress ao novo ambiente.*"

Existem três efeitos fisiológicos principais da ausência de peso nos seres humanos:

> Conflito sensório-vestibular temporário que se crê ser responsável pelo enjoo de movimento sentido pelos astronautas durante os primeiros 2-3 dias de voo espacial.

> A ausência de forças hidrostáticas nos fluidos do corpo, que afecta principalmente o sistema cardiovascular, perturbando temporariamente o equilíbrio dos fluidos e dos electrólitos. O resultado é um desvio da água corporal das pernas para a cabeça e a parte superior do corpo.

> A ausência de forças de deformação nos tecidos de suporte de carga, músculo esquelético e osso, diminui a carga de trabalho do sistema músculo-esquelético. Uma grande parte do sistema músculo-esquelético humano é dedicada a fornecer apoio e a mover o corpo contra a gravidade. Os tecidos musculares e ósseos envolvidos na sustentação de cargas na Terra sofrem uma atrofia selectiva dos componentes com funções antigravitacionais.

As primeiras missões espaciais americanas (Gemini, Apollo e Skylab) registaram reduções significativas da água corporal, da massa magra e do teor de gordura. Os voos da Gemini foram os primeiros a documentar a diminuição da capacidade de exercício após o voo e a perda de azoto muscular. O tónus muscular, a força e a capacidade de realizar trabalho foram reduzidos no final da missão e estes resultados persistiram durante o período inicial pós-voo. Este fenómeno foi designado por "descondicionamento do sistema músculo-esquelético". Após missões muito longas (> 175 dias), verifica-se "uma atrofia visível dos músculos das extremidades inferiores, dos músculos longos e curtos das costas, bem como uma diminuição do tónus muscular e da força dos músculos antigravitacionais". A perda muscular é distribuída de forma desigual porque a falta de tensão gravitacional tem efeitos desproporcionados nos segmentos inferiores do corpo que suportam o peso da parte superior do corpo.[25]

É provável que a maioria dos cosmonautas e astronautas se encontre, em certa medida, num estado de défice energético durante o voo espacial, apesar de serem fortemente encorajados a manter a ingestão. São também encorajados a fazer exercício para trabalhar o sistema músculo-esquelético. A maioria dos veículos espaciais fornece equipamento de exercício como parte do seu hardware. É importante que a ingestão de alimentos seja ajustada para permitir o exercício em voo, caso contrário, o exercício aumentará a perda de proteínas em vez de a diminuir, porque exacerbará qualquer défice de ingestão alimentar ao aumentar o gasto de energia.[23]

Embora a origem da perda não tenha sido atribuída quantitativamente aos vários grupos musculares, os dados antropométricos indicam que os músculos da parte inferior do corpo envolvidos na sustentação do corpo contra a gravidade sofrem a maior perda. O conjunto de dados agregados mostra uma resposta bifásica com um declínio inicial acentuado seguido de um estado estacionário ou de um declínio crónico lento. Talavninov et. al. atribuíram algumas das variações individuais à divergência da dieta recomendada. A perda de peso inicial e as perdas de volume do bezerro foram devidas a mudanças no balanço de fluidos. As alterações posteriores, que foram muito mais graduais, foram atribuídas ao facto de o membro da tripulação não ter aderido à dieta recomendada.[25]

2. Problema relacionado com os ossos:

O osso é um tecido mecanicamente sensível que responde particularmente a factores gravitacionais. É importante compreender os efeitos da gravidade no osso, uma vez que as alterações na sua estrutura podem também afetar o seu papel metabólico como fonte endógena de cálcio. Estudos anteriores mostraram que a microgravidade associada ao voo espacial resulta em alterações musculoesqueléticas marcantes, incluindo atrofia muscular, supressão da osteogénese cortical e trabecular e uma redução da resistência mecânica dos ossos longos.[26] A diminuição da formação óssea relacionada com o voo parece ocorrer como um fenómeno generalizado e sistémico, uma vez que tanto o esqueleto axial que suporta peso como os ossos que não suportam peso são afectados de forma semelhante.[26,27]

O voo espacial é conhecido por induzir a desmineralização óssea. A descarga mecânica do esqueleto durante o voo espacial desencadeia alterações no fluxo mineral e uma mudança líquida no rácio formação/reabsorção nos ossos. Foram efectuados vários estudos, utilizando seres humanos, animais e culturas de células, para esclarecer o mecanismo pelo qual a microgravidade induz a osteopenia. A análise histológica dos ossos de ratos em crescimento durante os voos do biossatélite Cosmos revelou uma diminuição da formação óssea e defeitos na maturação óssea. Um estudo recente mostrou que os voos espaciais e a elevação dos membros posteriores aumentaram transitoriamente os níveis de ARNm para o fator de crescimento semelhante à insulina (IGF)-I e para o recetor de IGF-I no tecido esquelético. Os dados sugerem que os efeitos da microgravidade no metabolismo ósseo são mediados, em parte, por alterações nos IGFs e nos seus receptores. As proteínas de ligação aos IGF (IGF BPs) não só modulam a interação dos IGFs e dos seus receptores, como também exercem uma ação direta sobre as células-alvo e desempenham um papel importante no metabolismo ósseo.[28]

O voo espacial gera um ambiente em que a carga física sobre o esqueleto é extremamente limitada. Embora o esqueleto humano maduro mantenha tipicamente um estado equilibrado de renovação óssea, a remoção da tensão de suporte de carga resulta em perda óssea. Ainda não foi provada uma explicação definitiva para os mecanismos moleculares subjacentes ao processo de desmineralização óssea e osteopenia induzidos pela microgravidade. Os osteoblastos e as células estromais da medula óssea produzem BPs IGF em resposta a vários estímulos. Os BPs IGF modificam a atividade do IGF-I, que é produzido localmente pelas células ósseas (incluindo os osteoblastos) e desempenha um papel essencial na formação óssea.[28]

A ausência de peso durante o voo espacial aumenta a excreção urinária de cálcio, diminui a absorção intestinal de cálcio e aumenta o nível sérico de cálcio, com diminuição do nível sérico de PTH e calcitriol.[29]

Uma vez que a perda óssea durante os voos espaciais pode estar parcialmente associada à baixa ingestão de cálcio e à deficiência de vitamina D devido a uma exposição inadequada à luz solar, a suplementação de cálcio e vitamina D durante os voos espaciais não previne o desenvolvimento de osteoporose, porque não contraria o aumento da reabsorção óssea e a diminuição da formação óssea, apesar da prevenção da elevação do nível de cálcio sérico através do aumento do nível de calcitriol e do subsequente aumento da absorção intestinal de cálcio.[29]

Os voos espaciais induzem uma deficiência de vitamina K, indicada pelo aumento da capacidade de ligação da osteocalcina ao cálcio e pela excreção urinária de ácido y-carboxiglutâmico (Gla) livre[29]

A diferenciação da cartilagem in vivo, em cultura de células e de órgãos, in utero é alterada pelo nível gravitacional; quer seja o excesso de gravidade produzido por centrifugação, a microgravidade do espaço ou a microgravidade simulada utilizando um clinostato. Mesmo depois de o esqueleto estar completamente desenvolvido, a sua saúde e capacidade de funcionamento contínuas dependem em grande parte da carga. É evidente que a carga é necessária em todas as fases do processo endocondral, de modo a assegurar o desenvolvimento normal dos membros inferiores. A plasticidade do modelo endocondral cartilaginoso, ou a sua capacidade de aumentar ou diminuir a sua atividade em resposta a alterações na gravidade, sugere a possibilidade de uma gama de gravidade que produzirá a carga necessária para manter o seu crescimento normal.[30]

3. Problema neurovestibular:

Quase 40% dos astronautas sofrem de uma forma de enjoo no espaço. Para além de náuseas e vómitos, os sintomas incluem dores de cabeça, mal-estar e tonturas. Causados em parte pelas alterações da circulação sanguínea, os sintomas do enjoo espacial desaparecem normalmente no espaço de dois ou três dias, à medida que os astronautas se vão adaptando.[7]

4. Alterações nos glóbulos vermelhos:

A microgravidade provoca alterações nos glóbulos vermelhos. Os glóbulos vermelhos parecem mudar de forma no espaço, tornando-se mais esféricos, e menos células povoam a medula óssea. No entanto, as células voltam ao normal quando regressam à gravidade normal da Terra, mesmo depois de uma missão de longa duração.[7]

5. Problemas cardiovasculares e de fluidos:

Hipotensão ortostática imediatamente após o voo espacial, alteração da suscetibilidade cardíaca a arritmias ventriculares, redução da massa muscular cardíaca e diminuição da função cardíaca.[19]

6. Sistema imunitário comprometido:

Ao longo dos últimos anos, foram registadas várias alterações nos parâmetros imunológicos após um voo espacial. As alterações variaram desde alterações no tamanho dos órgãos linfóides a alterações na produção de interferões e alterações na ativação dos linfócitos.[31]

Foi demonstrado que as respostas imunitárias são alteradas após um voo espacial. Entre as respostas imunitárias que foram alteradas estão: a atividade das células natural killer (NK) contra alvos de células tumorais. As células NK são um importante mecanismo de defesa contra infecções virais e tumores. O comprometimento da atividade das células NK após um voo espacial pode levar a uma diminuição da resistência.

A proliferação de linfócitos é um componente essencial da resposta imunitária. Os défices na capacidade de divisão das células T ou B estimuladas podem traduzir-se numa capacidade reduzida de eliminar agentes infecciosos. Numerosos estudos pós-vôo da reatividade dos linfócitos do sangue periférico humano a mitogéneos indicam que a microgravidade induz uma hiporesponsividade das células T. [33]

7. Dor de costas:

Uma vez que já não são comprimidas pela força da gravidade, as vértebras das costas separam-se ligeiramente e os astronautas crescem até cinco centímetros no espaço. Um efeito secundário da altura acrescida, para além das calças mais curtas, são as dores de costas, que os cientistas acreditam serem causadas pelo relaxamento dos músculos e ligamentos das costas. Quando os astronautas regressam à Terra, voltam a encolher para a sua altura anterior.[7]

8. Fadiga:

O ruído constante e os padrões de luz irregulares dificultam o sono numa nave espacial. Os astronautas podem ter menos horas de sono regular e/ou um sono de má qualidade. Combinando isto com as perturbações dos ciclos naturais de dia/noite da Terra, o resultado são astronautas stressados e fatigados.[7]

9. Falta de limpeza:

A água é cuidadosamente conservada no espaço porque a tripulação tem de levar consigo todos os mantimentos durante a longa viagem e o espaço (mais precisamente, a massa) é muito importante numa missão deste tipo. Isto faz com que manter a limpeza seja um desafio. [7]

10. Equilíbrio e orientação deficientes:

O cérebro humano demora algum tempo a adaptar-se a novos pontos de referência no espaço. Os astronautas em microgravidade perdem normalmente o sentido de orientação e sentem-se descoordenados ou desajeitados. Como o ouvido interno e os sensores musculares procuram pistas terrestres, os astronautas têm de aprender a confiar em pistas visuais para se equilibrarem e orientarem. Mas mesmo as pistas visuais podem ser confusas.[7]

11. Efeitos psicológicos:

Os astronautas são geralmente resistentes quando se trata de stress, mas não há dúvida de que passar muito tempo no espaço será psicologicamente difícil. O isolamento prolongado, a monotonia, a mobilidade limitada e a convivência com outros astronautas podem provocar depressão, conflitos interpessoais, ansiedade, insónias e até psicose.[7]

12. Readaptação à Terra:

Os astronautas que regressam à Terra correm o risco de ter a tensão arterial baixa. A súbita reintrodução da gravidade faz com que o sangue no corpo dos astronautas desça rapidamente, provocando tonturas e vertigens. Os pequenos músculos das veias que enviam o sangue para cima podem ter-se atrofiado e não conseguir empurrar o sangue para o coração. Os astronautas podem perder a consciência ou não conseguir manter-se de pé.[7]

13. Organização celular:

Na microgravidade, os microtúbulos das células em desenvolvimento podem não se organizar da mesma forma que na Terra, mesmo após o regresso do astronauta.[7]

14. Radiação:

Os astronautas no espaço sentem flashes de luz que parecem aparecer por detrás das suas pálpebras. O que está realmente a acontecer é que os raios cósmicos galácticos estão a atravessar os seus cérebros - os flashes da retina são apenas um marcador fisiológico. Juntamente com as erupções solares, estes raios que viajam rapidamente expõem os astronautas a níveis elevados de radiação ionizante. Esta forma de radiação pode danificar os átomos das células humanas, levando a uma diminuição da imunidade e a um maior risco de cataratas, cancro, doenças cardíacas, danos no sistema nervoso central e lesões cerebrais.[7]

15. Stress oxidativo:

Há uma série de razões para suspeitar que o stress oxidativo pode aumentar com o voo espacial. Há um aumento da exposição à radiação de alta energia devido à ausência dos efeitos protectores da atmosfera terrestre, com a consequente geração de radicais livres de alta energia. Outras causas possíveis para o aumento da produção de radicais livres são a alteração do metabolismo do oxigénio devido à perturbação das trocas gasosas nos pulmões, ou uma alteração no metabolismo intermediário. Os investigadores do Skylab sugeriram que uma possível razão para um aparente aumento no gasto de energia durante o voo espacial era um desacoplamento da fosforilação oxidativa.[34]

16. Doença de descompressão (DCI):

A doença de descompressão na sequência de uma exposição a grande altitude é rara, mas tem uma apresentação semelhante à da ICD devida a outras causas. As lesões relacionadas com a pressão surgem numa variedade de circunstâncias. O aumento da pressão ocorre em mergulhos, trabalhos de construção com ar comprimido (por exemplo, doença do caixão), trabalhos em câmaras hiperbáricas e em submarinos desactivados. A diminuição da pressão pode resultar de voos não pressurizados, da perda de pressão na cabina de aeronaves pressurizadas, do trabalho em câmaras hipobáricas e de actividades extraveiculares no espaço.[35]

As alterações da pressão atmosférica têm um efeito direto nos espaços fechados cheios de gás no corpo, com o volume de gás a aumentar à medida que a pressão diminui. As alterações de volume resultam em lesões, como a rutura da membrana timpânica, a compressão dos seios nasais e o barotrauma pulmonar. O barotrauma pulmonar resulta do facto de a expansão do volume exceder os limites dos alvéolos. O aumento da pressão intra-alveolar força as bolhas de ar a atravessar a membrana alvéolo-capilar ou provoca a rutura da parede alveolar. Isto pode resultar em pneumotórax, pneumomediastino, enfisema subcutâneo, hemorragia alveolar ou embolia gasosa arterial, que pode causar enfarte e lesão cerebral. A formação de cicatrizes pulmonares ou pleurais e a doença obstrutiva das vias aéreas aumentam o risco de barotrauma pulmonar. O barotrauma pulmonar é muito raro em situações de stress a grande altitude.[35]

A ICD é um "grande imitador" e tem uma vasta gama de apresentações, incluindo sintomas dermatológicos, dores articulares, lesões neurológicas e sintomas respiratórios ou constitucionais, que ocorrem isoladamente ou em combinação. A dor músculo-esquelética é o sintoma mais comum na ICD induzida pela altitude, sendo relatada em 60%-83% dos casos. Os sintomas neurológicos, predominantemente cefaleias e parestesias, ocorrem em 14%-34% dos casos. Na maioria dos sintomas (50%-77%), o início ocorre no regresso ao nível do solo; 44%-67% ocorrem nas primeiras 2 horas e os restantes em 20 horas ou mais.[35]

Tradicionalmente, a doença de descompressão (DCS) divide-se em tipo I e tipo II. O tipo I é geralmente considerado mais ligeiro e inclui manchas na pele, linfedema e dores músculo-esqueléticas. O tipo II é geralmente mais grave e pode envolver o ouvido interno ("os cambaleantes"), os pulmões ("os engasgos") e o SNC. Muitos médicos de medicina do mergulho classificam atualmente a embolia gasosa arterial e a DCS em conjunto como DCI e especificam o diagnóstico com referência ao tipo de lesão.[35]

A maioria dos casos de DCI induzido pela altitude resulta do treino de combate a grande altitude (HAI), mas as operações de voo causam até 10% dos casos e a perturbação foi registada em pilotos privados. O DCI induzido pela altitude foi registado em altitudes tão baixas como 8000 pés (2438 m), mas o risco aumenta substancialmente entre 21.200 e 22.500 pés (6462 a 6858 m) e aumenta com o aumento da altitude. O aumento da duração ou repetição da exposição, o aumento da atividade em altitude e a não utilização de oxigénio suplementar antes da exposição aumentam consideravelmente o risco. O aumento da idade, lesões ou cirurgias anteriores e o voo após a exposição à altitude são também factores de risco conhecidos para a ICD.[35]

17. *Resposta das catecolaminas:*

A diminuição da secreção urinária de norepinefrina tem sido consistentemente documentada em muitos estudos sobre voos espaciais e repouso no leito. A redução da norepinefrina e a excreção inalterada de epinefrina têm sido atribuídas à inibição das saídas simpato-neurais secundárias ao aumento do enchimento cardíaco devido às mudanças de fluido dirigidas à cabeça. A excreção urinária de catecolaminas estava elevada no dia da reentrada, e uma tendência para um aumento persistiu durante o restante período de recuperação.[36]

CAPÍTULO 5. MEDICINA DENTÁRIA AERONÁUTICA

Antecedentes

As tácticas avançadas da guerra moderna resultaram num aumento das velocidades de combate aéreo. A pressão sobre a resistência física dos nossos pilotos devido a variações acentuadas da pressão atmosférica deu origem a uma nova especialidade da medicina, a medicina aeronáutica. A medicina aeronáutica ocupa-se dos numerosos fenómenos anormais relacionados com as mudanças de altitude. Alguns deles são a anoxemia, o efeito das alterações de pressão na corrente sanguínea (perda de azoto sob a forma de pequenas bolhas no sangue circulante) e os resultados das alterações de pressão na musculatura geral do corpo. Num curto espaço de tempo, a medicina aeronáutica expandiu-se ao ponto de serem introduzidas áreas médicas especializadas. Como uma dessas especialidades, a medicina dentária está a crescer em importância. O tema das alterações de pressão é de particular interesse para a medicina dentária. Estamos preocupados com dois tipos de alterações de pressão: o aumento rápido da pressão, como nos "bombardeamentos de mergulho", e a diminuição rápida da pressão, como acontece nos aviões de combate de subida rápida.[6]

As condições dentárias relacionadas com o voo foram uma grande preocupação durante a década de 1940. Na Segunda Guerra Mundial, foram efectuados numerosos estudos dentários em simulações em câmaras de altitude e durante observações em voo, tendo mesmo sido criado nos EUA um programa de especialização em medicina dentária aeronáutica. Desde então, a prevalência de manifestações orais relacionadas com o voo diminuiu, mas não desapareceu, devido à pressurização parcial das cabinas dos aviões, bem como à melhoria significativa das técnicas dentárias e da saúde oral da população em geral, o que levou a um declínio do interesse científico e clínico neste domínio. No entanto, nas últimas duas décadas, verificou-se um interesse renovado com a publicação de estudos e relatórios provenientes principalmente do Reino Unido, EUA, Canadá, Espanha, Alemanha, Turquia, Arábia Saudita e Israel.

Além disso, o Dr. Leon Dychter, a Dra. Estrella Forster e outros médicos dentistas fundaram a Associação Internacional de Odontologia Aeroespacial (IAAD).[37]

De acordo com a **Lei de Boyle,** o volume de um gás a uma temperatura constante varia inversamente com a pressão circundante. As alterações do volume de gás no interior das cavidades rígidas do corpo, associadas à alteração da pressão atmosférica, podem causar vários efeitos adversos, conhecidos como barotrauma. O barotrauma pode ocorrer durante o voo, o mergulho ou a oxigenoterapia hiperbárica. O barotrauma da cabeça e da face inclui as entidades de barotrauma otítico externo, barotite-média, barosinusite, cefaleias relacionadas com o barotrauma, barotrauma dentário e barodontalgia. [1,2]

1. Barotraumas otiticos externos:

A lesão da mucosa de revestimento do canal auditivo externo devido ao espaço hermético entre um objeto no canal auditivo externo (principalmente tampões para os ouvidos) e o tímpano conduz ao barotrauma otítico externo. Durante a descida, a pressão relativa nessa célula fechada é negativa (em comparação com a pressão exterior); assim, a camada externa do epitélio da membrana timpânica ou do epitélio do canal externo (ou ambos) pode ser sugada para fora do tecido subjacente. Podem então formar-se áreas hemorrágicas subepiteliais. O processo de remoção da camada epitelial pode ser acompanhado de dor.[1]

2. Barotite média:

Descrita pela primeira vez em 1937, a barotite média (também conhecida como barotrauma do ouvido médio) é uma inflamação traumática aguda ou crónica do espaço do ouvido médio produzida por um diferencial de pressão entre o ar da cavidade timpânica e o da atmosfera circundante.[1] Uma vez que a função da trompa de Eustáquio é a ventilação do ouvido médio (a única forma que temos de igualar a pressão do ar dentro do ouvido médio e da atmosfera), parece aconselhável rever brevemente a anatomia e a fisiologia desta importante estrutura.[6]

Anatomia:

A trompa de Eustáquio (tuba auditiva) é um canal, em parte ósseo e em parte cartilaginoso, que se estende desde a parede lateral da nasofaringe até à parte anterior da cavidade timpânica. É mais largo nas extremidades e mais estreito na junção das porções óssea e cartilaginosa. Esta porção estreita é designada por istmo. A membrana mucosa que reveste a trompa de Eustáquio e que se estende para trás para revestir o ouvido médio é uma extensão direta da membrana mucosa da cavidade oral e da nasofaringe. Três músculos estão ligados à trompa de Eustáquio. O elevador do véu palatino eleva o palato mole, estreita o óstio de Eustáquio e dilata o istmo. O tensor do véu palatino tensiona o palato mole e abre a trompa de Eustáquio. O salpingofaríngeo eleva as partes superior e lateral da faringe e abre o óstio da trompa de Eustáquio.[6]

Fisiologia:

Como já foi referido, a trompa de Eustáquio drena e ventila o ouvido médio. A ação da trompa, semelhante à de uma válvula de vibração, mais os cílios, empurra o material do ouvido médio para a nasofaringe. A trompa está normalmente fechada, mas pode ser aberta pela contração dos seus músculos dilatadores, igualando assim quaisquer diferenças de pressão entre o ouvido médio e a atmosfera. A contração destes músculos é produzida pela deglutição ou pelo bocejo.[6]

Fisiologia especial:

Armstrong e Heim efectuaram investigações laboratoriais sobre a trompa de Eustáquio sob variações acentuadas da pressão atmosférica. Estas investigações foram efectuadas em homens saudáveis, cobrindo taxas de variação de pressão de 5,4 a 27,0 mm de mercúrio por minuto (200 a 1000 pés) através de intervalos de pressão de 760 a 141 mm de mercúrio (0 a 40.000 pés). Uma vez que nós, como dentistas, estamos principalmente interessados no aumento súbito da pressão atmosférica (bombardeamento de mergulho), apenas esta fase do seu trabalho será discutida. Descobriram que a trompa de Eustáquio, actuando como uma válvula de vibração, permanecia fechada sob todos os graus de pressão. Um indivíduo foi testado a uma pressão de 470 mm de mercúrio e a membrana timpânica acabou por se romper. Nestes estudos, a deglutição e outros esforços voluntários para abrir a trompa de Eustáquio foram suprimidos, embora se tenha observado posteriormente que a abertura voluntária da trompa de Eustáquio igualava imediatamente a pressão do ouvido. Há uma exceção a esta afirmação. Após o desenvolvimento de uma pressão negativa de 80 a 90 mm de mercúrio ou mais na cavidade timpânica, era impossível superar a pressão negativa que mantinha a porção fibrocartilaginosa da trompa de Eustáquio fechada, e era então necessário diminuir a pressão atmosférica abaixo desse ponto antes que as trompas de Eustáquio pudessem ser abertas voluntariamente.[6]

Sintomas:

Os sintomas na descida rápida quando as trompas de Eustáquio não foram abertas são relatados por Armstrong e Heim como sendo:

"A cerca de 60,0 mm de pressão negativa de mercúrio, a dor no ouvido é grave e assemelha-se à da otite média aguda. O zumbido é acentuado e normalmente há vertigens com náuseas iniciais. De 60 a 80 mm de pressão negativa de mercúrio, a dor é muito intensa e irradia do ouvido para a região temporal, a glândula parótida e a bochecha. Pressões ainda mais elevadas produzem uma dor agonizante, que parece localizar-se não no ouvido, mas profundamente na substância da glândula parótida. A surdez é acentuada e a vertigem e o zumbido costumam aumentar, mas este último pode desaparecer. Entre 100 e 500 mm de mercúrio de pressão negativa, a membrana timpânica rompe-se.[6]

Esta ocorrência é um episódio dramático em que o doente se sente "como se tivesse sido atingido por uma tábua ao longo da cabeça", sente-se e ouve-se um forte som explosivo no ouvido afetado, há uma dor aguda e penetrante no lado afetado, a vertigem e a náusea tornam-se acentuadas e segue-se um colapso ou choque generalizado. Com a rutura da membrana timpânica, a dor aguda desaparece rapidamente, mas persiste uma dor surda durante 12 a 48 horas. A audição fica nitidamente diminuída e a vertigem e a náusea podem persistir durante 6 a 24 horas.[6]

A abertura da trompa de Eustáquio aliviará imediatamente todos os sintomas agudos.[6]

A condição que está a ser discutida já é reconhecida como uma doença profissional. Os termos "ouvido de aviador" ou "ouvido de aviação", usados nos Estados Unidos, e "barotrauma" ou "tonsetrauma", usados na Alemanha, não eram aceitáveis para

Armstrong e Heim. Eles sugeriram o termo "aero-otite média". A aero-otite média é definida como "uma inflamação traumática aguda ou crónica do ouvido causada por uma diferença de pressão entre o ar na cavidade timpânica e o ar da atmosfera circundante, que ocorre normalmente durante as mudanças de altitude em voos de avião e que se caracteriza por inflamação, desconforto, dor, zumbido e surdez.[6]

Etiologia:

A etiologia da aero-otite média é uma falta de ventilação adequada do ouvido médio durante as mudanças de pressão atmosférica, resultando num traumatismo da membrana timpânica. Esta falta de ventilação pode dever-se quer a uma falha na abertura voluntária da trompa de Eustáquio quando necessário (por ignorância, descuido, sono, etc.), quer a uma incapacidade de a abrir. Esta incapacidade de abrir a trompa de Eustáquio é de extrema importância para o mundo médico e dentário. Pode ser devida a infecções agudas ou crónicas das vias respiratórias superiores, obstruções nasais, sinusite, amigdalite, paralisia do palato mole ... . mau posicionamento dos maxilares.[6] Pensa-se atualmente que as variações nas angulações, largura e comprimento da trompa de Eustáquio são responsáveis pelos defeitos na sua função. No entanto, existem algumas evidências que implicam factores cranio-mandibulares e neuromusculares na etiologia da disfunção da trompa de Eustáquio. Fendas palatinas, abóbadas palatinas altas e padrões de crescimento facial longos e estreitos demonstraram estar associados a doenças do ouvido médio. A dimensão vertical da oclusão dentária, ou seja, a profundidade da mordida, tem sido implicada como um possível componente cranio-mandibular associado à disfunção da trompa de Eustáquio. Foi proposto que uma sobremordida dentária profunda pode ter efeitos patológicos no nervo craniano V, no tensor do nervo platino e nos tecidos moles que rodeiam a articulação temporomandibular e a trompa de Eustáquio.[38]

3. Barosinusite:

O barotrauma dos seios paranasais é um fator de risco para qualquer pessoa exposta a alterações da pressão ambiente. Estas alterações de pressão resultam, na maioria das vezes, de viagens através de regiões montanhosas, de voos ou de mergulho.[39] A barossinusite (também conhecida como barotrauma dos seios paranasais) é uma inflamação aguda ou crónica de um ou mais seios paranasais, produzida pelo desenvolvimento de uma diferença de pressão (normalmente negativa) entre o ar na cavidade sinusal e o ar da atmosfera circundante. Normalmente, não existe qualquer diferença de pressão de ar entre os seios nasais e o ambiente exterior. No entanto, quando o fluxo normal de saída dos seios nasais está comprometido, como pode ocorrer durante uma inflamação do trato respiratório superior, é criado um gradiente de pressão, resultando num efeito de vácuo que pode ser stressante para o revestimento da mucosa dos seios nasais. O vácuo pode causar edema da mucosa, exsudados sero-sanguíneos e hematoma sub-mucoso, que podem consequentemente causar dor, por vezes abrupta e grave, e possivelmente epistaxis. A dor e a dormência subsequentes podem ocorrer como resultado da pressão sobre ramos do nervo trigémeo no seio maxilar. A incidência de barosinusite durante a descida é cerca do dobro da incidência durante a subida. '

Fisiopatologia:

Os seios paranasais têm paredes rígidas com óstios relativamente pequenos para trocas gasosas e transporte de muco. As leis físicas dos gases, nomeadamente a lei de Boyle, aplicam-se a este espaço. A lei de Boyle afirma que, a uma temperatura constante, o volume de um gás é inversamente proporcional à pressão exercida sobre ele.[39]

Para mostrar como a Lei de Boyle afecta os seios nasais, considere o caso de um indivíduo com seios nasais normais exposto a alterações de pressão enquanto voa num avião não pressurizado. À medida que o indivíduo passa para uma altitude mais elevada, a pressão ambiente em torno da cavidade sinusal diminui e o ar nos seios nasais expande-se e equaliza-se através do óstio natural. Na descida, a pressão do ar ambiente aumenta, o ar nos seios nasais contrai-se e o ar move-se para a cavidade sinusal, impedindo o desenvolvimento de um gradiente de pressão[9]

Agora considere o mesmo voo em alguém que tenha uma infeção do trato respiratório superior (IVAS) com edema dos tecidos e secreções a bloquear os óstios naturais dos seios nasais. Nesse indivíduo, o edema de tecido e os detritos não permitirão a equalização da pressão livre. Mais uma vez, à medida que o indivíduo sobe em altitude, a pressão ambiente diminui e o volume na cavidade sinusal aumenta. Desenvolve-se uma pressão positiva no seio. Com esta pressão positiva, o edema dos tecidos diminui gradualmente o suficiente para permitir que os detritos e o ar saiam do óstio natural. A pressão do ar é então igualada. Quando o indivíduo desce, a pressão ambiente aumenta. A pressão não consegue igualar-se através da cavidade nasal até ao seio nasal devido a um bloqueio no óstio. O volume de ar diminui na cavidade sinusal, criando uma pressão negativa.[39]

Neste ponto, existe uma condição em que o volume do seio deve ser preenchido para que o gradiente de pressão seja eliminado. Em casos ligeiros a moderados, ocorre ingurgitamento vascular e edema generalizado da submucosa. Com o tempo, o transudado e o muco preenchem o volume, reduzindo a pressão negativa e diminuindo os sintomas. Nos casos graves, especialmente nos de início rápido, a mucosa do seio é descolada do osso subjacente, resultando em dor intensa e formação de hematoma.[9] Weissman et al. classificaram clinicamente os barotraumas sinusais de acordo com a gravidade como

No grau 1, há um desconforto temporário no seio, que recupera rapidamente. Os exames de radiografia simples são normais e pode haver apenas um ligeiro edema da mucosa.

No grau 2, há dor que diminui em menos de 24 horas. A radiografia simples pode mostrar espessamento da mucosa. Estas duas fases são relativamente ligeiras e podem surgir tanto em situações de compressão como de compressão invertida.

O grau 3 é a fase mais grave. A dor tem um início súbito e grave e raramente dura mais de 24 horas. A radiografia simples pode mostrar uma massa poliploide devido ao nível líquido e/ou hemorragia submucosa e exsudados sanguinolentos livres.[40]

Frequência:

A prevalência é de aproximadamente 3-4 episódios por 100.000 exposições numa população geralmente saudável.

> Em contraste, o barotrauma do ouvido médio (aerotite média) é aproximadamente 6-10 vezes mais prevalente do que a barosinusite.

> Os seios frontais são os mais frequentemente afectados, seguidos dos seios maxilares.

> Os seios etmoidais são raramente afectados como eventos isolados.

> Os dados estão fortemente enviesados para as pessoas que participam em actividades sujeitas a mudanças rápidas de pressão.[39]

Raça: A predileção por raça não é muito divulgada.[39]

Sexo: A predileção por sexo não é muito referida.[39]

Idade: A barosinusite não é tipicamente registada em crianças. Os seios frontais são mais frequentemente afectados, e estes não se desenvolvem completamente até ao final da adolescência. Além disso, as crianças não participam rotineiramente em actividades que se prestem a mudanças rápidas de pressão.[39] ***Causas:***

As seguintes actividades e condições colocam os indivíduos em risco particular de barosinusite:

> Mergulho e mergulho desportivo

> Mergulho no céu

> Voar em aeronaves militares/de alto desempenho

> ITU ou sinusite em pessoas expostas a alterações de pressão

> Alergias mal controladas ou anomalias anatómicas do nariz e dos seios paranasais.[39]

4. Cefaleia relacionada com barotrauma:

Berilgen e Mungen relataram cefaleias relacionadas com o barotrauma numa série de seis casos de episódios de cefaleias de 15-20 minutos durante a subida e a descida. Atkinson e Lee chamaram à forma de cefaleia que descreveram "cefaleia do avião". A causa mais provável deste tipo de cefaleias é o barotrauma, pelo que é adequado designá-las por "cefaleia por barotrauma" ou "cefaleia relacionada com o barotrauma".[40]

Pensa-se que este efeito se desenvolve sobretudo nos seios etmoidais. Os seios etmoidais são constituídos por câmaras chamadas células etmoidais, cada uma com a sua própria mucosa, inervação, óstio e pneumatização. A artéria etmoidal anterior que supre essas áreas origina-se da órbita, passa pelas células etmoidais, entra no crânio e reentra na cavidade nasal ao nível da placa cribriforme e do septo.

Ao passar pelo seio etmoidal, esta artéria está em íntima relação com as células etmoidais, que variam de acordo com o indivíduo, e localização direita e esquerda. Essa relação é determinada pelo padrão genético e/ou aleatório de pneumatização das células etmoidais. Além disso, os impulsos sensoriais da mucosa nasal, do seio etmoidal e dos demais seios paranasais são recebidos pelos ramos do nervo trigêmeo. O efeito de vácuo que surge durante a descida do avião pode provocar um barotrauma nas células etmoidais, cuja pneumatização varia de pessoa para pessoa. Como resultado, a mucosa das células etmoidais pode ser danificada e isso pode causar um estímulo desencadeante nos nervos etmoidais que fornecem a inervação sensorial dessas áreas. Assim, pode ter início a cefaleia orbitária e/ou peri-orbitária definida.[40]

Sabe-se também que a estimulação intranasal provoca dor na área de propagação dos nervos infratroclear e supratroclear, que são ramos do nervo oftálmico, bem como no canto medial e na região supraorbital.[40]

Além disso, este barotrauma pode afetar a artéria etmoidal, que está em estreita relação com as células etmoidais e cujo trajeto pode variar de pessoa para pessoa. O barotrauma pode provocar um estímulo nos nociceptores desta artéria e levar a uma cefaleia na zona orbital e/ou supraorbital por ativação do sistema trigémino-vascular.[40]

O estudo de Berilgen et al, realizado em 2006 na Turquia, apresenta seis casos de cefaleias que surgiram apenas durante os voos e não estavam associadas a outras formas de cefaleias. As caraterísticas dos casos são apresentadas na *tabela 1.*

Case	Age (years)	Gender	Disease duration (years)	Pain localization	When the pain appears	Pain duration (severe pain)	Other headaches of die patient	Accompanying symptoms
1	42	M	2	Right eye	Landing	15-20 min	No	No
2	40	M	IS	Left eye and supraorbital area	Take-off	15min	No	No
3	33	M	7 months	Right eye	Landing	15-20 min	Migraine without aura	No
4	36	M	3	Right supraorbital	Landing	15 min	Exercise headache	Stuffiness on the face area and nasal congestion
5	37	M	4	Right eye and periorbital area	Landing	15-20 min	No	No
6	36	M	1	Right periorbital area and right side of face	Landing	15 min	Retinal migraine	No

Quadro 1: Mostra as caraterísticas dos casos

A cefaleia tinha uma localização unilateral na cabeça (especialmente na região orbital direita) em todos os casos. A dor era intensa em todos os casos e a duração média era de 15 minutos (equivalente ao período de descida e subida do avião). Apenas um caso teve sintomas acompanhantes. Um doente teve dores de cabeça durante a subida do avião, enquanto os outros cinco sentiram dores durante a descida.[40]

O facto de todos os doentes serem do sexo masculino e de as cefaleias serem fortes, de curta duração, unilaterais, com localização peri-ocular, sugere as caraterísticas da cefaleia em salvas. No entanto, nenhum dos doentes tinha história de cefaleia em salvas e as crises não eram exatamente compatíveis com as caraterísticas deste tipo de cefaleia. No entanto, não se sabe se o facto de todos os doentes serem do sexo masculino tem algum significado.[40]

O facto de as crises de cefaleias surgirem durante o voo pode sugerir uma semelhança com a cefaleia de altitude. No entanto, a duração, a localização, a gravidade das cefaleias e a ausência de sintomas acompanhantes implicam que estas são de um tipo diferente. Além disso, embora o ataque de altitude elevada seja aliviado à medida que a altitude diminui, a maioria dos casos no estudo sofreu de dores de cabeça durante a descida do avião.[40]

Não existem dados sobre a etiologia deste tipo de cefaleia. Num relato de caso, os autores discutem um doente que apresentou sintomas de um osteoma pneumatocoeleitoral frontal direito agudo, intra-parenquimatoso, que erodiu para cima através da duramáter, quando se encontrava num avião a descer para um aeroporto. Neste caso, a mudança na pressão da cabine provavelmente destruiu a placa cribriforme erodida e a duramáter através de um efeito externo e causou uma pneumatocoele intracraniana. Noutro relatório, Segev et. al. descreveram um passageiro que teve uma dor de cabeça aguda e grave na zona frontal direita durante a descida do avião. O exame do caso mostrou desvio do septo nasal, hipertrofia da concha inferior, bem como edema e inflamação na mucosa nasal. No exame de RM realizado uma semana depois, encontraram uma massa poliploide no seio frontal direito, que diagnosticaram como hematoma submucoso. Afirmaram que os sinais e sintomas estavam associados a barotraumas sinusais resultantes de uma alteração abrupta da pressão ambiente.[40]

Durante a descida do avião ou o mergulho dos mergulhadores, ocorre uma rápida alteração da pressão ambiente. Ocorre então uma interação entre o gradiente de pressão das superfícies que contêm ar no corpo e a pressão ambiente em rápida mudança. Esta condição, resultante do efeito direto da pressão ambiente e que pode levar a lesões nos tecidos, é definida como barotrauma. A rápida alteração da pressão ambiente compromete o fluxo normal do seio nasal em mergulhadores e passageiros de avião com espessamento inflamatório da mucosa do seio nasal, pólipo e/ou desvio nasal estrutural. Isto leva ao barotrauma sinonasal. A pressão no interior do seio, onde existe uma obstrução, será inferior à pressão ambiente durante a descida de um avião, o que provoca um efeito de vácuo, por vezes designado por "aperto". O efeito de vácuo pode causar tensão no revestimento da mucosa do seio, conduzindo assim a edema da mucosa, exsudados serossanguíneos e hematoma submucoso. Quando o avião está a subir, a pressão ambiente aumenta. Esta condição, por vezes referida como "compressão invertida", conduz ao barotrauma em menor grau e por mecanismos diferentes. Weissman et al. classificaram clinicamente os barotraumas sinusais de acordo com a sua gravidade. No grau 1, há um desconforto temporário no seio, que se recupera rapidamente. Os exames de radiografia simples são normais e pode haver apenas um ligeiro edema da mucosa. No grau 2, há dor que diminui em menos de 24 horas. A radiografia simples pode mostrar um espessamento da mucosa. Estas duas fases são relativamente ligeiras e podem surgir tanto em situações de compressão como de compressão invertida. O grau 3 é a fase mais grave. A dor tem um início súbito e grave e raramente se prolonga por mais de 24 horas. A radiografia simples pode mostrar uma massa poliploide devido ao nível de líquido e/ou hemorragia submucosa e exsudados sanguinolentos livres.[40]

As dores de cabeça nos casos tinham localização supraorbital e orbital, eram sempre unilaterais, aliviavam após a aterragem do avião e desapareciam num curto período de tempo. As caraterísticas das cefaleias dos casos relatados por Mahabir e Segev et. al. têm semelhanças com as dos casos do estudo anterior. No entanto, ambos os casos apresentavam uma patologia orgânica no seio maxilar que foi identificada clínica e radiologicamente e o ataque de cefaleia ocorreu apenas uma vez. As crises de cefaleia dos pacientes, por outro lado, eram recorrentes e, o mais importante, os exames e testes eram normais. Pensa-se que o efeito de vácuo que apareceu nos casos, particularmente durante a descida do avião, pode levar a um barotrauma de Grau 1 ou Grau 2, tal como definido por Weissman. Pensa-se que este efeito se desenvolve particularmente nos seios etmoidais. Os seios etmoidais são constituídos por câmaras chamadas células etmoidais, cada uma com a sua própria mucosa, inervação, óstio e pneumatização. A artéria etmoidal anterior que supre estas áreas tem origem na órbita, atravessa as células etmoidais, entra no crânio e reentra na cavidade nasal ao nível da placa cribriforme e do septo. Ao passar pelo seio etmoidal, esta artéria está em íntima relação com as células etmoidais, que variam consoante o indivíduo, e localização direita e esquerda. Essa relação é determinada pelo padrão genético e/ou aleatório de pneumatização das células etmoidais. Além disso, os impulsos sensoriais da mucosa nasal, do seio etmoidal e dos demais seios paranasais são recebidos pelos ramos do nervo trigêmeo. O efeito de vácuo que surge durante a descida do avião pode provocar um barotrauma nas células etmoidais, cuja pneumatização varia de pessoa para pessoa. Como resultado, a mucosa das células etmoidais pode ser danificada e isso pode causar um estímulo desencadeante nos nervos etmoidais que fornecem a inervação sensorial dessas áreas. Assim, pode ter início a cefaleia orbitária e/ou peri-orbitária definida dos doentes. Sabe-se também que a estimulação intranasal provoca dor na área de propagação dos nervos infratroclear e supratroclear, que são ramos do nervo oftálmico, bem como no canto medial e na região supraorbitária. Além disso, este barotrauma pode afetar a artéria etmoidal, que está em estreita relação com as células etmoidais e cujo trajeto pode variar de pessoa para pessoa. O barotrauma pode provocar um estímulo nos nociceptores desta artéria e levar a uma cefaleia na zona orbital e/ou supraorbital por ativação do sistema trigémino-vascular.[40]

Foi interessante o facto de nem todos os embarques em aviões provocarem dor de cabeça. Nos voos em que os pacientes apresentaram cefaléia, provavelmente havia uma condição subclínica que não causava grande desconforto aos pacientes, mas afetava os seios etmoidais. Esta condição subclínica causava congestão e inflamação na mucosa do seio etmoidal e do corneto médio. Assim, o efeito de vácuo que surge sobretudo durante a descida do avião pode desencadear uma cefaleia ao provocar barotrauma nas células etmoidais, cuja aeração fica parcialmente comprometida. Além disso, três doentes tinham uma longa história de tabagismo. Uma alteração da fisiologia dos seios paranasais em causa durante os voos efectuados em períodos de tabagismo intenso pode provocar inflamação e edema. Como resultado, a ventilação dos seios nasais pode ser prejudicada, criando uma predisposição para barotrauma e ataques de cefaleias. No entanto, os casos apresentaram-se na clínica em média 3 semanas após a última crise de cefaleia. Os achados do exame otorrinolaringológico estavam dentro dos limites da normalidade e, possivelmente, essas alterações tinham desaparecido.[40]

Além disso, as cefaleias eram quase sempre unilaterais e, na maioria das vezes, do lado direito. Acredita-se que a cefaleia unilateral possa ser explicada pela grande variação dos óstios e pneumatizações das células etmoidais, como já foi dito, e/ou pela mucosa do seio etmoidal de um lado ser mais afetada do que a do outro lado. A localização da cefaleia no lado direito pode ser coincidente, uma vez que o número de casos é muito reduzido.[40]

A relevância dentária dos barotraumas não dentários da cabeça e da face é a seguinte

1. Tanto a barotite média como a barossinusite podem ocorrer e manifestar-se como dor de dentes (barodontalgia indireta).1,2 Assim, devem constar da lista de diagnósticos diferenciais da dor dentária que é evocada durante as alterações da pressão barométrica.1

2. Diferenciar o barotrauma sinusal de outras causas de dor facial e cefaleias. A história é particularmente importante para encurtar o diferencial. No barotrauma sinusal, existe sempre uma condição de alteração da pressão barométrica durante ou pouco depois do início dos sintomas.

> Com um leve barotrauma sinusal, o paciente relata o seguinte:

✓ Pressão ou dor ligeira em um ou mais seios nasais que se desenvolve após o regresso ao nível do mar ou ao ponto de partida

✓ Agravamento do congestionamento

✓ Epistaxes ocasionais

> Em caso de barotrauma sinusal mais grave, o doente observa os seguintes sintomas possivelmente incapacitantes:

✓ Início súbito de dor e pressão tipicamente severas e agudas

✓ A dor é tipicamente na testa, no meio da face ou na região retro-orbital,

✓ Epistaxe

Os achados físicos podem ser relativamente escassos em casos ligeiros de barosinusite. Nos casos graves, o doente pode ter dores acentuadas na testa, na face e nos dentes superiores. Esta dor é tipicamente unilateral. Podem ocorrer eritema, edema, congestão das membranas mucosas, epistaxis e sensibilidade à palpação da face.[39]

3. Vários relatórios afirmam que existe uma relação entre a má oclusão dentária e a disfunção da trompa de Eustáquio. Willhelmy foi o primeiro a associar o mau posicionamento da mandíbula com a estenose da trompa de Eustáquio, aplicada à

medicina aeronáutica. Verificou que seis aviadores com má oclusão apresentavam sintomas auditivos angustiantes quando sofriam uma diminuição súbita da altitude. Após o reposicionamento da mandíbula, verificou-se um alívio completo destes sintomas em todos estes casos. Estes casos foram tratados através do aumento da dimensão vertical de modo a aliviar a pressão sobre a trompa de Eustáquio. Quinhentos e quarenta aviadores foram examinados por Lowry. Oitenta e três apresentavam perda de dimensão vertical, dos quais 33 (39,7%) apresentavam histórias de ventilação deficiente do tímpano, vinte e seis casos foram tratados através da restauração da distância intermaxilar perdida com talas dentárias. Todos os sintomas foram eliminados em 34,6 por cento e 53,8 por cento beneficiaram e preferiram a utilização da tala durante o voo. Apenas 12 por cento ficaram sem ajuda. Estes dados, embora limitados, apontam para a necessidade de mais investigação neste domínio e sublinham a importância dos cuidados e tratamentos dentários para os homens da nossa força aérea.[6]

A tala dentária foi proposta como medida preventiva e/ou terapêutica para a barotite média. Atualmente, a barotite-média não é normalmente uma indicação da necessidade de uma tala dentária.[1]

CAPÍTULO 7. MICROGRAVIDADE: EFEITOS NA CAVIDADE ORAL

A) Barotraumas dentários

Geralmente envolve a fratura de uma estrutura dentária em voo ou a redução da retenção ou deslocamento de um dispositivo protético.

A. I) Fratura dentária em voo:

Vários relatórios, principalmente do período da Primeira Guerra Mundial, tratam da fratura de restaurações durante voos a grande altitude. O simpósio da Força Aérea dos Estados Unidos (USAF), realizado em 1946 para resumir a experiência da USAF durante a Segunda Guerra Mundial, confirmou que a perda de restaurações durante o voo ocorreu efetivamente durante o voo a grande altitude.[1] Os factores predisponentes para a fratura dentária em voo, relatados em vários relatos de casos, bem como num modelo in-vitro, são a presença de restaurações vazadas pré-existentes e/ou lesões de cárie secundárias latentes por baixo da restauração no dente afetado antes da exposição às alterações barométricas. '

Existem três factores ambientais de voo a grande altitude que se acredita poderem causar a quebra de restaurações dentárias durante o voo:

1. Diminuição da pressão barométrica: Um vazio de ar incorporado numa restauração dentária explode durante as alterações da pressão barométrica. Embora popular, esta teoria carece de provas científicas.

2. Aumento da percentagem de oxigénio: A oxidação durante a respiração com oxigénio puro pode provocar a corrosão eletroquímica da restauração de amálgama dentária.

3. Baixa temperatura: O frio extremo do ambiente de altitude elevada e o oxigénio frio inalado podem causar uma contração térmica diferencial, até 2,5 vezes, do material de amálgama em comparação com o tecido dentário duro.[41]

Armstrong e Huber referiram em 1937 que nenhum dos três factores acima referidos prejudica os dentes ou as restaurações dentárias. Numa observação clínica de 7 meses num pequeno grupo de 10 pilotos, os autores não encontraram qualquer quebra de restauração após 200 a 3750 horas de voo por indivíduo a 10.000 a 40.000 pés. Além disso, um estudo in-vitro realizado pelos mesmos autores não encontrou qualquer alteração nos dentes extraídos após a aplicação de alterações da pressão barométrica e exposição a oxigénio puro e a temperaturas frias.[41]

O simpósio de medicina dentária aeronáutica da USAF, realizado em 1946, propôs forças de mordida excessivas como um quarto fator na deslocação de restaurações dentárias. As forças de mordida excessivas estão associadas à tensão dos músculos da mastigação ao contrariar os efeitos das manobras de voo. Da mesma forma, Sognnaes, num estudo sobre a quebra de restaurações de amálgama em voos de combate durante a Segunda Guerra Mundial, sugeriu que o bruxismo durante o voo era o principal fator para a falha da restauração. No entanto, não foi referido se estas restaurações estavam defeituosas antes do voo ou se foram observadas lesões cariosas por baixo das amálgamas partidas, mas o autor concluiu que a lesão cariosa secundária por baixo da restauração era um dos factores deste fenómeno em·voo.[41]

Calder e Ramsey relataram um estudo de descompressão in-vitro em dentes extraídos. As fracturas da estrutura dentária são mais significativas do que a quebra de restaurações, uma vez que o dente pode ficar irreversivelmente danificado. Esses autores aplicaram uma queda de pressão de 1035 kPa para a pressão da atmosfera terrestre em 2 minutos em 86 dentes extraídos. Cinco dos dentes estudados estavam danificados. Todos os dentes danificados apresentavam restaurações de amálgama de má qualidade, com folga indesejável entre o dente e a amálgama ou cáries secundárias sob a restauração. Os 81 dentes não danificados incluíam dentes não restaurados com lesões de cárie. Os autores concluíram que o principal fator predisponente para a fratura dentária foi a restauração com fugas e não a cárie [41]

O estudo de Calder e Ramsey é o único estudo publicado sobre fracturas dentárias devidas a um ambiente de altitude elevada. Os autores cunharam o termo "odontecrexis" (explosão dentária em grego) para descrever esta rutura física dos dentes com restaurações com fugas devido à alteração da pressão barométrica.[41]

Num estudo realizado por Zadik et al em 2006, foram relatados dois casos de fracturas dentárias durante a exposição aguda a um ambiente hipobárico. O caso 1 foi o de um jovem oficial que sofreu uma fratura de uma restauração de amálgama durante uma simulação numa câmara de descompressão a 25.000 pés *(Fig. 1)*. O caso 2 ocorreu num aviador experiente que sofreu uma fratura da cúspide dentária num molar com uma restauração de amálgama defeituosa durante um voo de helicóptero não pressurizado a 18.000 pés *(Fig. 2)*.[41]

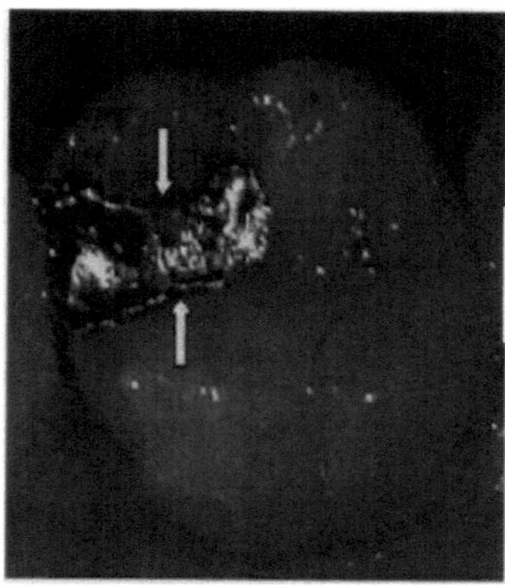

Fig. I A) Restauração de amálgama mesio-oclusal partida no dente #26. As setas indicam a linha de fratura.

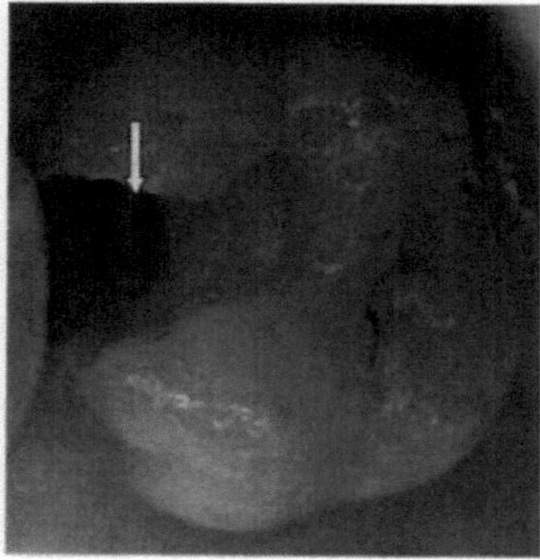

Fig 1B) O mesmo dente após a remoção da restauração de amálgama defeituosa. A seta indica uma lesão cariosa na superfície mesio-gengival da cavidade.

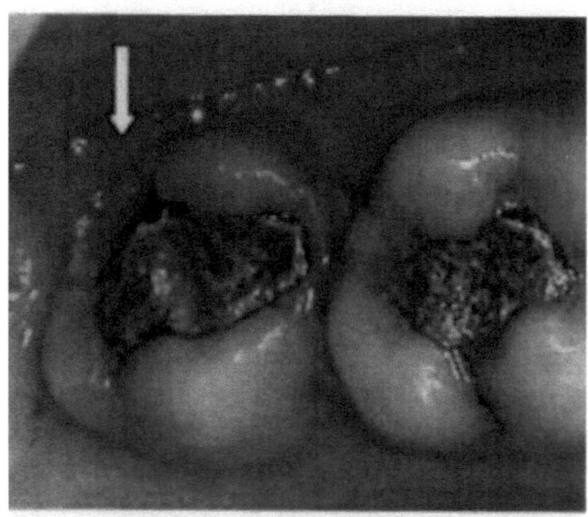

Fig. 2A) Cúspide disto-bucal quebrada do dente #17. As setas indicam a cúspide quebrada.

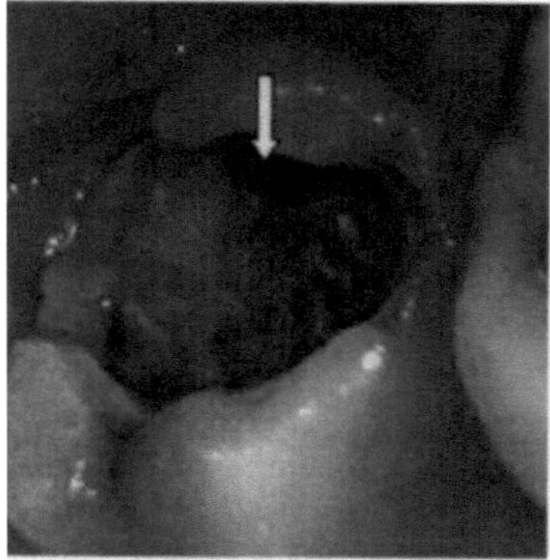

Fig 2 B) *O mesmo dente após a remoção da antiga restauração de amálgama. Foi revelada uma lesão cariosa extensa.*

O indivíduo do caso 1 sofria de uma dor aguda de barotite média que mascarava o aparecimento da dor dentária surda durante a simulação de descompressão. O exame dentário subsequente e o tratamento de uma restauração de amálgama partida aliviaram a dor dentária. Neste caso, a única condição ambiental relevante foi a queda rápida da pressão ambiental. A barosinusite, que pode imitar sintomas pulpares, é outra entidade a ser considerada como diagnóstico diferencial. Como não foram realizadas radiografias, não foi observada a possível proximidade da raiz do molar com o seio maxilar. No entanto, imediatamente após a simulação, o seu cirurgião de voo excluiu a possibilidade de barosinusite com base nos sinais e sintomas clínicos. A barodontalgia, uma dor de dentes produzida durante as alterações da pressão barométrica, é outra terceira entidade possível para este caso. A incidência de barodontalgia durante a Segunda Guerra Mundial foi de 1% a 8% dos voos militares e 9,5% das tripulações americanas relataram pelo menos um episódio de barodontalgia. A barodontalgia foi diagnosticada em 0,23-0,3% dos casos nas décadas de 1960 e 1990 em simulações em câmaras de alta altitude. No entanto, em ambos os casos aqui descritos, não foi observada qualquer dor, pelo que a barodontalgia não é provavelmente o diagnóstico correto.[41]

Relativamente ao segundo caso, o piloto de helicóptero sentiu o seu dente posterior superior direito partir durante um voo sem compressão a 18.000 pés. Neste caso, dois factores ambientais foram relevantes; isto é, a baixa pressão barométrica a 18.000 pés e a baixa temperatura ambiente, bem como a baixa temperatura do oxigénio inalado. Devido à estrutura tridimensional irregular da restauração, não foi possível calcular a força exacta aplicada ou a expansão térmica do dente e da restauração.[41]

Um "teste de frio" de rotina efectuado no consultório dentário para diagnóstico do estado da polpa dentária aplicou uma temperatura de -77,7°C no dente durante 5 segundos. Este teste raramente provoca a fratura de dentes ou restaurações. No seu estudo sobre o efeito da temperatura do ar sobre os dentes, Harvey mostrou que uma temperatura externa de -30°C a -40°C causava apenas uma ligeira descida da temperatura dos dentes até uma temperatura mínima de 22,8°C no canino inferior. As temperaturas dos molares eram ainda mais elevadas devido à proteção da língua e da bochecha. Harvey concluiu que as bebidas geladas produziriam uma temperatura mais baixa nos dentes do que um voo a grande altitude. Por conseguinte, a contração e a expansão das obturações metálicas não devem ser mais prevalecentes entre os aviadores de grande altitude do que na população em geral. No caso 2, a temperatura do cockpit era de -10°C e a temperatura da cavidade oral era desconhecida, mas provavelmente superior a 0°C. Parece improvável que a temperatura fria tenha sido o mecanismo dominante da fratura dentária.[41]

Em ambos os casos, foram encontradas lesões de cárie sob as restaurações de amálgama. Essa observação é consistente com a conclusão de Calder e Ramsey de que a quebra de dentes induzida por pressão ocorre apenas em casos de dentes com restaurações defeituosas e cáries latentes antes da exposição às mudanças barométricas. É possível que as lesões de cárie dentária por baixo das restaurações antigas fossem cáries primárias não tratadas. Ou seja, o cirurgião-dentista pode não ter removido todo o tecido doente aquando da restauração inicial do dente. Outra possibilidade é a de cárie secundária devido à penetração de bactérias orais produtoras de ácido entre uma restauração com fugas e a parede do dente. Os nossos casos não permitiram a distinção entre processos cariosos primários e secundários, embora a textura e a cor preta das lesões sugiram lesões cariosas presas. O potencial destrutivo das lesões cariosas presas na vida diária é mínimo. Como a lesão não está ativa, a progressão para o tecido pulpar é pouco provável. No entanto, tal como sugerido por Sognnaes, parece que estas lesões acarretam perigos no ambiente da aviação[41]

A. 2) Redução da retenção do dispositivo protésico:

As alterações de pressão em microbolhas de ar na camada de cimento por baixo das coroas podem levar a uma redução significativa da retenção do dispositivo protético e mesmo ao seu deslocamento, especialmente se a coroa tiver sido cimentada com cimento de fosfato de zinco. Lyons et al. estudaram o efeito de alterações cíclicas da pressão ambiental (até 3 atm) na retenção de coroas em dentes extraídos.[1] O efeito do aumento ou diminuição da pressão ambiental na pressão a que um agente de cimentação está sujeito ou nas alterações estruturais que podem ocorrer na camada de cimento durante ou após o ciclo de pressão ambiental não é conhecido. No entanto, se ocorrer uma rutura de um agente de cimentação durante o ciclo de pressão, pode ocorrer uma microinfiltração que pode apresentar-se clinicamente como barodontalgia antes da descolagem da coroa. O aumento da pressão ambiental provoca a compressão de gás e é possível que esta ocorrência físico-química possa também afetar a retenção de próteses fixas nos dentes. Num estudo in-vitro, Musajo et. al. descobriram que a força de ligação do cimento de fosfato de zinco foi significativamente reduzida após ciclos de pressão de 0 a 3 atmosferas.[42] As coroas que foram cimentadas com cimento de fosfato de zinco ou cimento de ionómero de vidro tiveram uma retenção significativamente reduzida (em aproximadamente 90% e 50% dos casos, respetivamente), enquanto as coroas que foram cimentadas com cimento de resina não tiveram uma retenção reduzida após ciclos de pressão.[1] As possíveis razões para o mesmo podem ser:

1. O cimento de fosfato de zinco proporciona a retenção de próteses fixas apenas por meios mecânicos. A retenção mecânica proporcionada pelo cimento de fosfato de zinco, em oposição à retenção micromecânica do cimento de resina ou à retenção química do ionómero de vidro, é um dos factores limitantes da retenção da prótese.

2. Outro fator que afecta a retenção da coroa é a precisão do assentamento da prótese. Isto está relacionado com a propriedade tixotrópica, o fluxo, o efeito lubrificante e, em última análise, a espessura da película do cimento. Tjan e Li verificaram que o cimento Panavia Ex permitia um assentamento mais completo da prótese do que o cimento de fosfato de zinco, o que pode ter influenciado a retenção relativa das coroas.

3. Uma possível explicação para o facto de o cimento de fosfato de zinco ter sido afetado como foi pelo ciclo de pressão foi fornecida por Jorgensen, que descreveu a formação de grumos de pó - fosfatos de zinco, que actuaram como filtros e separaram as duas fases da mistura de cimento quando a largura do espaço de cimento se tornou menor do que o grumo de pó. Um efeito potencial desta situação é a redução da resistência de ligação do cimento devido a deficiências na película de cimento, que é suscetível de ser afetada negativamente pela pressão ambiental do ciclo neste estudo. No entanto, é pouco provável que isto afecte os cimentos de fosfato de zinco modernos que têm uma partícula muito mais pequena [42]

tamanho.[42]

4. A resistência de união do cimento de ionómero de vidro também foi reduzida por ciclos de pressão. Vários estudos, incluindo o de Tam e Pilliar, referiram que a resistência de união dos cimentos de ionómero de vidro à dentina não é tão forte como a dos cimentos de resina que utilizam agentes de união à dentina. Foi utilizado um agente de ligação à dentina com o cimento de ionómero de vidro Vitremer, que aumenta significativamente a resistência à fratura do material e a força de ligação; no

entanto, desconhece-se a natureza exacta da ligação ao dente. Os estudos de resistência de união do ionómero de vidro referem que as falhas são de natureza coesiva no interior do ionómero de vidro ou na camada de esfregaço. A fratura coesiva do ionómero de vidro pode dever-se à forte ligação do ionómero de vidro à dentina ou à fraca resistência do próprio ionómero de vidro.[42]

Até recentemente, o cimento de fosfato de zinco tem sido o agente de cimentação mais utilizado para coroas e próteses parciais fixas. No entanto, os ionómeros de vidro e os sistemas de resina têm sido cada vez mais utilizados como agentes de cimentação, principalmente devido à sua capacidade de se ligarem à estrutura dentária e, em alguns casos, também às próteses. Apesar disso, nenhum sistema de cimentação é o melhor para todas as situações, e a decisão sobre o cimento a utilizar baseia-se no ambiente em que a restauração está a ser colocada e nos factores biológicos e mecânicos envolvidos.[42]

Além disso, foi detectada microinfiltração nos cimentos de fosfato de zinco e de ionómero de vidro após o ciclo de pressão, enquanto que não foi detectada qualquer microinfiltração no cimento de resina.[1,2]

A pressão barométrica reduzida pode prejudicar a retenção de próteses de remoção total.[1,2] No entanto, enquanto a pressão ambiental é um fator definitivo na retenção de próteses maxilares, desempenha apenas um papel parcial na retenção de próteses mandibulares.[1]

B) Efeito na densidade óssea:

No espaço exterior, os corpos humanos estão sujeitos a um estado de ausência de peso ou microgravidade, que é aproximadamente 1 milionésimo (10^{-6}) da atração gravitacional da Terra. Nesse ambiente, o peso não tem qualquer ação sobre os sistemas mecânicos, como comprovam os objectos, os fluidos e os astronautas que flutuam no interior das naves espaciais que orbitam a Terra.[43]

A ausência de peso está associada a uma forte depressão ou paragem da formação óssea. Embora o mecanismo deste efeito seja desconhecido, provavelmente envolve uma falha na indução osteogénica. De acordo com um estudo efectuado por Roberts et. al. em 1981, na Califórnia, para determinar se a ausência de peso altera a diferenciação dos osteoblastos, como evidenciado por uma alteração na distribuição relativa de núcleos grandes e pequenos no ligamento periodontal (PDL) de molares de rato da maxila. Verificou-se que a ausência de peso esgota os pré-osteoblastos. A diminuição preferencial dos pré-osteoblastos envolve não só um bloqueio na diferenciação, mas também uma falha na proliferação e/ou um aumento da morte celular. Isto sugere que a diminuição do número de pré-osteoblastos pode ser um fator importante na inibição da formação óssea durante a ausência de peso.[44]

Observou-se que uma diminuição da atividade osteoblástica e um aumento da atividade osteoclástica durante os voos espaciais de longa duração alteram a homeostase óssea, embora não tenha sido encontrada qualquer alteração na hormona responsável pelo metabolismo do fosfato e do cálcio. A densidade óssea é perdida principalmente nas estruturas ósseas que suportam maior peso, em comparação com os ossos que suportam menor peso. Este facto está de acordo com a lei de Wolffs, que afirma que as forças mecânicas determinam a forma e a função do osso.[43]

Durante a última década, os cosmonautas russos envolvidos em voos espaciais de 4 a 6 meses na Estação Espacial Mir foram examinados por absorção de raios X de dupla energia (DEXA) para determinar as alterações minerais ósseas regionais ao longo de todo o seu esqueleto. Os resultados mostraram que ocorreu uma redistribuição da densidade das extremidades inferiores para a cabeça. A maior perda de densidade foi observada nos ossos pélvicos, nas vértebras lombares e no colo do fémur, enquanto que a densidade mineral óssea aumentou efetivamente ao nível da cabeça (0,2% por mês). Não se sabe se a microgravidade ou a osteoporose espacial podem afetar a função dos implantes dentários endósseos ou criar alterações nos tecidos ósseos circundantes.[43]

De acordo com um estudo realizado por Haignere et. al. em 2006 com o objetivo de avaliar as alterações da altura óssea em torno de um implante dentário num astronauta francês após um voo espacial de 189 dias e um período de recuperação. O resultado mostrou que a altura óssea global em redor deste implante dentário parecia ser muito estável durante o curso da investigação e não parecia ser influenciada por uma estadia de 6 meses no espaço. Além disso, a restauração do implante não apresentava sintomas e estava totalmente funcional durante o período de observação **(Fig. 2 e 3)**[43]

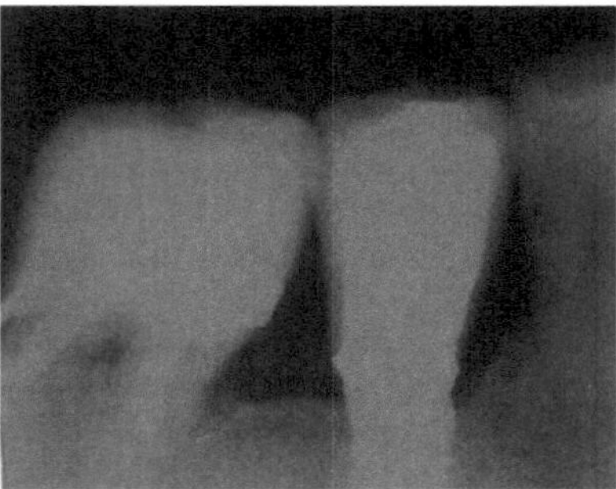

Fig. 2a: *Radiografia periapical do 1ˢᵗ molar esquerdo mandibular (controlo) 1 mês antes do voo (linha de base).*

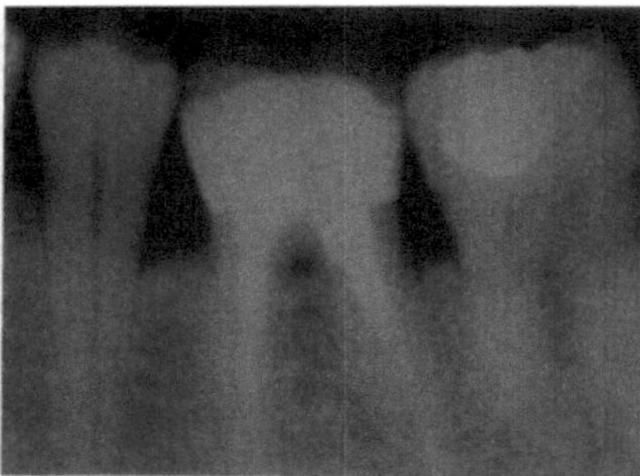

Fig. 2b: *Radiografia periapical do implante que substitui o 1ˢᵗ molar mandibular direito (teste) um mês antes do voo (linha de base).*

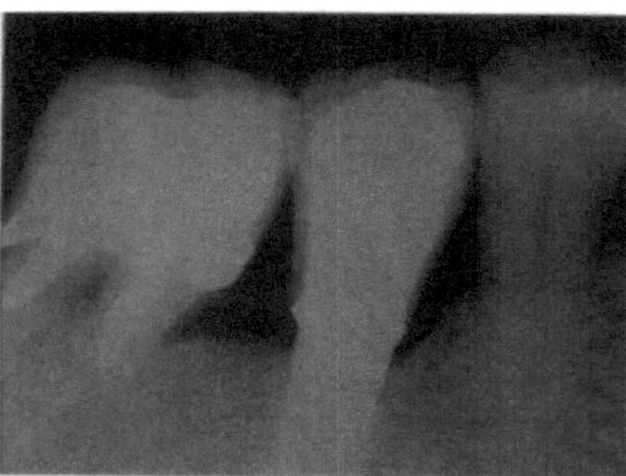

Fig 3a: *Radiografia periapical do molar mandibular esquerdo P¹ (controlo) após o período de recuperação (fase 2)*

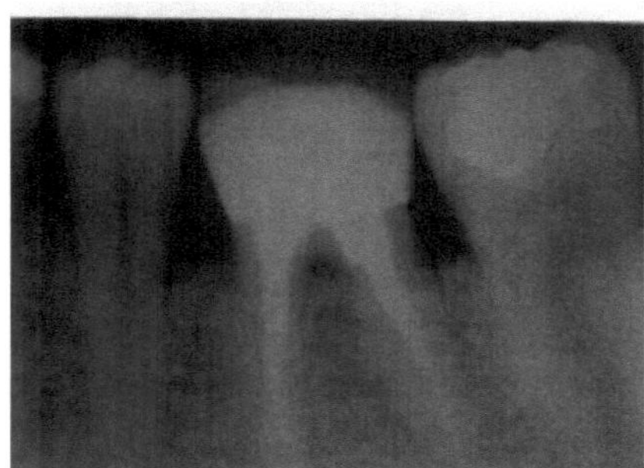

Fig. 3b: Radiografia periapical do implante que substitui o 1st molar direito mandibular (teste)
após o período de recuperação (fase 2)

Num estudo realizado por Simmons et. al. em 1983 para examinar o efeito da gravidade nula no crescimento integrado e na remodelação de ossos que não suportam peso - a mandíbula (e os seus dentes) e as costelas. Estes tecidos eram de interesse porque certas regiões dos maxilares, pelo menos, são fornecidas com um músculo anti-gravidade contíguo que continua a funcionar normalmente durante a exposição à hipo-gravidade. Concluiu-se que os ossos do esqueleto do rato que não suportam peso não escapam aos efeitos deletérios da hipo-gravidade. Estes efeitos exprimem-se de forma idêntica em todos os ossos do esqueleto e, nalguns casos, são bastante específicos, desde defeitos na população celular a alterações na maturação da matriz.[43]

C) Efeito na polpa:

Para demonstrar se a descompressão por si só produziria alterações teciduais em polpas saudáveis, ou se certas alterações pré-existentes na polpa, possivelmente devido a procedimentos operatórios, eram um pré-requisito para distúrbios de altitude, um estudo foi conduzido por Orban et. al. em 1945 para estudar as alterações pulpares produzidas na câmara de descompressão. Concluiu-se que a descompressão para simular uma altitude de 38.000 pés produzia uma hiperemia e hemorragias ocasionais; estas alterações aparentemente tinham desaparecido em grande parte 30 minutos após a descompressão. Os resultados foram os mesmos nos dentes de controlo e nos que foram submetidos a procedimentos operatórios dentários comuns; as reacções aumentaram de intensidade nos espécimes tratados com óleo de cróton.[46]

D) Bruxismo:

O bruxismo é um fenómeno relativamente comum que envolve o cerramento e/ou ranger de dentes habitual, diurno e/ou noturno, causado por contracções rítmicas do masseter e de outros músculos da mandíbula. O desgaste anormal dos dentes é a apresentação clínica mais prevalente do bruxismo. No entanto, o bruxismo crónico também pode causar danos no tecido periodontal e na articulação temporomandibular. Assim, os resultados a longo prazo do bruxismo são a deterioração dos dentes, o excesso de mobilidade dentária e a disfunção da articulação temporomandibular, com ou sem dores de cabeça e mialgias faciais, especialmente ao acordar de manhã [47]

A maioria das pessoas range e/ou cerra os dentes até um certo ponto. O bruxismo é mais comum entre a terceira e a sexta décadas de vida, entre a população instruída e nas mulheres, especialmente antes da menopausa. Os danos irreversíveis acumulados nos órgãos orais aumentam com a idade. As manifestações clínicas do bruxismo são encontradas em apenas 5-10% da população ocidental.[47]

Estudos experimentais revelam que muitas doenças físicas têm componentes psicológicos que podem influenciar a vulnerabilidade de uma pessoa à doença, bem como a qualidade da sua recuperação. Os níveis de stress e as caraterísticas de personalidade são frequentemente considerados como factores iniciadores, predisponentes e perpetuadores de várias doenças. O stress, tal como os agentes patogénicos físicos, tem o potencial de causar doenças. No entanto, a relação entre o stress e o seu resultado negativo não é tão direta como um estímulo e uma resposta, sendo antes modulada por outras variáveis. Os traços de personalidade, ou seja, o conjunto de preferências, valores e crenças do indivíduo que se exprimem no comportamento, podem causar alterações na vulnerabilidade do indivíduo face ao stress, alterando assim a sua resposta imunitária. A maioria das teorias da personalidade tenta identificar os amortecedores de stress. As mais óbvias são a combinação da personalidade tipo A, o locus de controlo, a resistência e a capacidade de lidar com o stress. Estas variáveis diminuem o efeito aparente do stress.[47]

O local de trabalho representa um ambiente único onde o stress e a personalidade desempenham um papel importante no desempenho. Por conseguinte, é uma das questões mais estudadas relacionadas com o stress: principalmente os aspectos de ambiguidade, conflito e carga de trabalho, bem como o stress derivado de um aumento agudo para além das exigências habituais do trabalho [47]

As forças armadas representam um ambiente de trabalho único que expõe o trabalhador a um stress crónico que pode dar origem a uma série de problemas, entre eles. As tripulações militares, em particular, representam uma população que está constantemente exposta ao stress profissional, mesmo em tempo de paz [47]

Um estudo foi conduzido por Lurie et. al. em 2007 para examinar a prevalência do bruxismo num ambiente militar e para definir a relação entre profissão, stress e personalidade numa população de aviadores e outros oficiais. Verificou-se que um número extremamente elevado de jovens pilotos de helicópteros e de jactos que participaram neste estudo foram diagnosticados como tendo bruxismo. Este facto sugere uma possível relação entre os estilos de lidar com a situação e o bruxismo em tripulações militares. É necessária mais investigação nesta área, juntamente com medidas preventivas dentárias e psicológicas[47]

E) *Saúde oral:*

Num estudo realizado por Brown et. al. em 1974 para estudar os "Efeitos de uma missão simulada do Skylab na saúde oral dos astronautas". O estado de saúde oral de três astronautas foi monitorizado antes, durante e após uma missão simulada do Skylab de 56 dias. Os parâmetros laboratoriais e clínicos avaliados foram os que se consideraram relacionados com as deficiências dentárias. Entre estes, as alterações mais notáveis observadas foram:

> aumento das contagens de micoplasma e de estreptococos cariogénicos,

> diminuição das contagens de bacilos entéricos,

> diminuição do fluxo de saliva, e

> aumento dos níveis de IgA secretora e de lisozima na saliva.[10]

O aumento das contagens de micoplasma não foi explicado e a sua influência na saúde oral é atualmente desconhecida. Uma vez que *o Streptococcus mutans* atingiu uma proeminência na placa dentária três semanas após o início da dieta espacial e uma semana antes da entrada na câmara, assumiu-se que o aumento estava relacionado com a dieta. O impacto do aparecimento deste organismo cariogénico na cárie dentária subsequente aguarda confirmação clínica.[10]

A diminuição do número de bacilos entéricos foi atribuída a esforços conscienciosos de higiene pessoal e a diminuição do fluxo de saliva foi atribuída a possível stress ou a outros factores que afectam a fisiologia normal. As elevações da IgA secretora e da lisozima salivar foram consideradas como respostas a agentes microbianos endógenos ou ambientais.[10]

A relevância dos resultados laboratoriais e clínicos para a alteração da dieta, para o confinamento na câmara ou para o desenvolvimento futuro de doenças orais requer comprovação através de avaliações subsequentes após a câmara.[10]

Num estudo realizado por Brown et. al. em 1976 para descrever o "Efeito das missões do skylab nos aspectos clínicos e microbiológicos da saúde oral", concluíram que os aumentos em voo da placa dentária, do cálculo e da inflamação gengival eram moderados. Com a possível exceção da inflamação gengival, os aumentos corresponderiam provavelmente aos de períodos comparáveis em circunstâncias mais convencionais. As contagens de componentes específicos da microflora oral aumentaram em cada local intra-oral avaliado. Embora a ansiedade, o stress e os factores relacionados possam ter sido potencialmente influentes, acreditou-se que os aumentos estavam principalmente relacionados com a dieta. A relativa ausência de alterações intra-orais perigosas para a saúde é considerada a descoberta mais significativa deste estudo.[4]

"Câmara hipobárica para estudo da flora oral em ambiente simulado de nave espacial", um estudo efectuado por Brown et, al. em 1971. Concluíram que não se registaram alterações qualitativas dignas de nota nos microrganismos orais dos saguis associadas a 2 semanas de isolamento em câmara. O ambiente simulado no espaço não produziu qualquer alteração observável na formação de cálculos.[9]

F) *Barodontalgia*

Pode ser descrita como uma dor oral relacionada com a pressão barométrica.

Barodontalgia

A barodontalgia, uma dor oral (dentária ou outra) relacionada com a pressão barométrica, foi uma preocupação considerável entre os médicos e dentistas da aviação durante a década de 1940 e esquecida mais tarde, tendo sido revisitada na última década. No ambiente de mergulho, esta dor é comummente designada por "aperto dentário" e a designação anterior "aerodontalgia", relativa à sua caraterística em voo, continua a ser utilizada. Embora rara, a barodontalgia durante o voo tem sido reconhecida como uma causa potencial de vertigem e incapacidade súbita dos membros da tripulação, o que pode comprometer a segurança do voo.[48]

Com o aumento do número de passageiros aéreos, pilotos de avião e pilotos privados, os dentistas podem deparar-se com condições orais relacionadas que requerem tratamento imediato. Uma delas é a barodontalgia, uma queixa de dor dentária em caso de alteração barométrica que pode colocar os médicos dentistas perante um desafio de diagnóstico[49]

A maior parte do conhecimento atual relativamente à barodontalgia foi adquirida a partir de tripulações militares nos anos 40 (época da Segunda Guerra Mundial). Nessa altura, a barodontalgia, bem como outras manifestações orais como subprodutos do voo, eram motivo de preocupação, tendo sido oferecida formação especializada em medicina dentária aeronáutica. No entanto, mais de 6 décadas depois, há uma falta de conhecimento na literatura sobre este assunto. Além disso, a barodontalgia é raramente e, se for o caso, apenas brevemente discutida em livros didáticos de endodontia, dor oral ou medicina de emergência. Apesar da raridade deste fenómeno, a barodontalgia é de interesse para os médicos dentistas, mas aqueles que procuram dados mais relevantes têm de se basear na literatura de várias décadas

Definição

A barodontalgia é uma dor oral (dentária ou não dentária) causada por uma alteração da pressão barométrica num órgão que, de outro modo, seria assintomático. Num ambiente de mergulho, esta dor é vulgarmente conhecida como "aperto de dentes".[49]

O nome desta dor dentária recebeu o prefixo "aero" (ou seja, aerodontalgia) e foi relatada pela primeira vez como um fenómeno fisiológico e patológico em voo no início do século XX. Nos anos 40, com o aparecimento do SCUBA, verificou-se que muitas manifestações durante o voo causadas por alterações barométricas estavam também associadas ao mergulho. Consequentemente, o prefixo foi alterado para "baro".[49]

Classificação

A barodontalgia é subgrupada em dor direta (induzida pelos dentes) e indireta (não induzida pelos dentes)[48] A classificação atualmente aceite da barodontalgia direta consiste em 4 classes de acordo com a condição pulpar/periódica e os sintomas *(Tabela /7)*.[48 49] Enquanto a classificação anterior, estabelecida na década de 1940, consistia em três grupos e incluía patologias pulpares, bem como outras possíveis causas de barodontalgia, como barosinusite, barotite média e dentes parcialmente erupcionados [49]

Classe	Patologia	Caraterísticas
I	Pulpite irreversível	Dor aguda transitória (momentânea) na subida
II	Pulpite reversível	Dor latejante e surda na subida
III	Polpa necrótica	Dor latejante e surda na descida
IV	Patologia periapical	Dor intensa e persistente (na subida/ descida)

Tabela II. Classificação da barodontalgia de origem dentária

Prevalência e incidência

Deve ser feita uma distinção entre as condições reais de voo e as simulações em câmara de altitude; a barodontalgia é aproximadamente dez vezes mais prevalente nas primeiras do que nas últimas condições. A barodontalgia durante o voo afecta 11,0% das tripulações militares, com uma taxa de 5 episódios/1.000 anos de voo.[48] A barodontalgia foi registada em 0,7% a 2% das simulações em câmara de altitude da Força Aérea do Exército dos Estados Unidos durante a década de 1940. Durante estas simulações, a barodontalgia ocupou o quinto lugar entre as queixas fisiológicas dos formandos e o terceiro lugar como fator causal da interrupção prematura da simulação.

Entre 0,23% e 0,3% dos estagiários da Força Aérea dos EUA sofreram de barodontalgia durante as simulações em câmara de altitude em 1964 e 1965, respetivamente. Do mesmo modo, a barodontalgia foi registada em 0,26% das simulações em câmara de altitude na Luftwaffe alemã durante a década de 1980[49,50] , e em 0,3% dos voos da Força Aérea Turca na última década. Num estudo retrospetivo realizado após a Segunda Guerra Mundial na Força Aérea dos EUA, 9,5% das tripulações americanas relataram um ou mais episódios de barodontalgia durante o voo.[49]

A atual incidência ponderada de barodontalgia durante o voo é semelhante à incidência registada (9,5%) na primeira metade do século XX, apesar da atual compressão do ar dentro das câmaras dos aviões, dos cuidados dentários de alta qualidade e da melhoria da saúde oral na segunda metade do século XX. Relativamente ao presumível efeito da compressão do ar da câmara sobre a barodontalgia, no relatório da força aérea israelita não foi encontrada qualquer diferença na incidência de barodontalgia entre tripulações de helicópteros sem compressão, aviões de combate semi-comprimidos e aviões de transporte comprimidos (8,0%, 9,0% e 7,0%, respetivamente). Surpreendentemente, no relatório da força aérea espanhola, as tripulações de aeronaves comprimidas (5,1%) foram mais afectadas do que as de aeronaves não comprimidas (0,7%).[48]

A incidência ponderada de barodontalgia entre as tripulações aéreas (11,0%) é semelhante à dos mergulhadores (11,9%), apesar da necessidade de manutenção da saúde oral e das menores alterações de pressão entre as tripulações aéreas. De um modo geral, os mergulhadores estão sujeitos a uma maior pressão ambiental do que as tripulações aéreas; enquanto no voo, as alterações de pressão teoricamente possíveis variam entre 1 atmosfera ao nível do solo e 0 atmosfera no espaço exterior, no mergulho, as alterações são mais significativas, uma vez que cada descida de 10 metros eleva a pressão em mais 1 atmosfera[48]

Caraterísticas

Os fenómenos fisiológicos e patológicos relacionados com as alterações barométricas podem ocorrer durante voos e mergulhos, bem como durante o alpinismo e em câmaras hiperbáricas ou outros cenários de pressão ambiental. A barodontalgia durante o vôo foi relatada em altitudes de 2.000 pés a 5.000 pés. Como mencionado anteriormente, a pressurização das cabines dos aviões ajuda a reduzir a prevalência da barodontalgia. No entanto, como a pressão dentro das cabines dos aviões corresponde a pressões em altitudes de 5.000 a 10.000 pés, a barodontalgia ainda pode ocorrer durante voos comerciais e de helicópteros não pressurizados. A subida rápida (por exemplo, 4.000 pés/min), que está relacionada com alterações circulatórias mais agudas do que uma subida mais lenta (em que os mecanismos fisiológicos podem compensar), está relacionada com uma maior taxa de ocorrência de barodontalgia[49]

O facto de a dor ocorrer durante a subida ou a descida depende inteiramente da patologia relacionada. Geralmente, a dor na subida está relacionada com doença da polpa vital (ou seja, pulpite) e a dor na descida com necrose da polpa ou barotrauma facial (ou seja, trauma barométrico relacionado com as cavidades faciais). A dor relacionada com a doença periapical pode aparecer tanto na subida como na descida. Assim, a maioria dos casos de barodontalgia ocorreu durante a subida. A natureza da dor também depende da patologia relacionada *(Tabela II).* A dor geralmente cessa quando se regressa ao nível de início ou ao nível atmosférico do solo, mas pode durar mais tempo se for causada por doença periapical ou barotrauma facial.[49]

Os dentes superiores e inferiores são igualmente afectados. As áreas intra-orais mais afectadas são os dentes posteriores superiores (50,0%) e inferiores (37,5%), sendo o primeiro molar superior (30,8%) e o primeiro molar inferior (30,8%) os dentes mais afectados. A intensidade da dor foi classificada como severa (75,0%) e moderada-grave (25,0%). A maioria dos episódios foi caracterizada como aguda (76,9%) e localizada (76,9%), em vez de surda (23,1%) e difusa (23,1%). O aparecimento de barodontalgia durante o voo foi relatado em altitudes de 3.000 a 25.000 pés. A dor pode cessar quando se regressa ao nível de início aproximado (3.000-10.000 pés) ou ao nível atmosférico do solo, mas em muitos casos (61,5% num relatório), como quando a dor é causada por doença periapical ou por barotrauma facial, dura até 3 dias após a aterragem.[48]

Etiologia

A Lei de Boyle, que afirma que "a uma dada temperatura, o volume de um gás é inversamente proporcional à pressão ambiente", pode ser utilizada para explicar a barodontalgia. Especificamente, à medida que uma pessoa desce cada vez mais abaixo da superfície da água, a pressão exercida sobre o mergulhador pela água aumenta e reduz o volume de gases em espaços fechados, como os dentes e os seios nasais. A mesma lei aplica-se se uma pessoa subir a grandes altitudes (em voo); neste caso, a pressão exterior diminui, permitindo que o volume de gases aumente. O problema surge quando os espaços fechados que contêm gases não se podem expandir ou contrair para ajustar a pressão interna de modo a corresponder à pressão externa. O pessoal de bordo e os passageiros que viajam em cabinas não pressurizadas estão especialmente expostos a esse risco. No passado, a barodontalgia era especialmente problemática para os viajantes durante os voos militares em que as cabinas não eram suficientemente pressurizadas. Atualmente, e de particular relevância para o público em geral, são os efeitos que ocorrem durante os voos comerciais normais.[51]

A causa da barodontalgia tem sido investigada há muitos anos. Kollman refere 3 hipóteses importantes para explicar este fenómeno: a expansão de bolhas de ar aprisionadas sob uma obturação radicular ou contra a dentina que ativa os nociceptores; a estimulação de nociceptores nos seios maxilares, com dor referida aos dentes; e a estimulação de terminações nervosas numa polpa cronicamente inflamada. Ele apoia fortemente as duas últimas hipóteses e afirma que, para a última, a evidência histológica mostra que a inflamação crónica da polpa pode ainda estar presente mesmo quando uma fina camada de dentina cobre a polpa, por exemplo, como num preparo cavitário profundo.[51]

Uma vez que a barodontalgia é mais um sintoma do que uma condição patológica em si e, na maioria dos casos, reflecte um surto de uma doença oral subclínica pré-existente, a maioria das patologias orais comuns foram relatadas como possíveis fontes de barodontalgia. As patologias etiológicas mais comuns para a dor em voo foram restaurações dentárias defeituosas e cáries dentárias sem envolvimento pulpar (29,2%), polpa necrótica/inflamação periapical (27,8%), patologia pulpar vital (13,9%) e tratamento dentário recente ("barodontalgia pós-operatória" 11,1%). *A Tabela III* resume as condições mais comuns que foram relatadas como causas de barodontalgia durante os voos.[48]

	Gonzalez, Santiago, Mdel et al, 2004[11]	Al-Hajri & Al-Madi, 2006[9]	Zadik et al, 2007[12]	Sipaki et al, 2007[13]	Weighted average
N	13	67	27	32	
Barosinusitis ("Indirect barodontalgia")	0	15.3%	18.5	6.3%	9.7%
Recent dental treatment ("postoperative barodontalgia")	0	NR	29.6%	0	11.1%
Faulty restoration/dental caries without apparentpulp involvement	30.8%	NR	3.7%	50.0%	29.2%
Vital pulp pathology (i.e. exposure, pulpitis)	7.7%	NR	7.4%	21.9%	13.9%
Necrotic pulp/periapical pathology (including VRF)	53.8%	NR	22.2%	21.9%	27.8%
Impacted tooth	7.7%	NR	3.7%	0	2.8

Tabela III. Etiologias dos episódios de barodontalgia registados durante o voo

Calder e Ramsey testaram se grandes e rápidas mudanças de pressão geradas dentro de uma cápsula criariam danos visivelmente detectáveis em dentes extraídos restaurados e não restaurados. Dos 86 dentes extraídos sujeitos ao ambiente de alta pressão, apenas 5 mostraram evidências visíveis de trauma. No entanto, todos os 5 tinham restaurações de qualidade inferior (ou seja, restaurações deterioradas ou com fugas presentes antes da extração ou colocadas após a extração). Nenhum dos dentes não restaurados, independentemente da presença de cáries, sofreu qualquer dano, o que sugere que restaurações deficientes desempenham um papel importante na ocorrência de danos físicos.[51] A barossinusite foi a origem da dor em 9,7% dos casos.[4] * Holowatyj descreveu um paciente com dor na área infra-orbital esquerda, bem como no canino superior esquerdo e no primeiro molar superior esquerdo, durante um voo comercial e enquanto pilotava um treinador a jato Tutor. Embora não estivesse presente qualquer patologia dentária, o doente apresentava uma ligeira congestão no seio maxilar esquerdo, com dor referida nos dentes maxilares. A barosinusite distingue-se da barodontalgia, uma vez que a primeira ocorre sempre na descida, enquanto a segunda começa sempre na subida. Reconhecendo que os sintomas só parecem surgir em dentes (ou seios paranasais) afectados por algum tipo de patologia, os investigadores concluíram que um gradiente de pressão é um fator que contribui para o problema, e não a sua causa real. [51]

Foram relatados casos de barodontalgia devido a barotraumas otíticos externos (causados pela expansão do ar nos auscultadores) e a barotrauma dentário (fratura de tecidos duros e/ou restaurações dentárias relacionada com a pressão barométrica). Juntamente com a barossinusite, estes exemplos de barotrauma facial e dentário, respetivamente, são únicos como condições patológicas relacionadas com a barometria que são geradas durante o voo a partir de alterações de pressão, em vez de um surto de condições pré-existentes relacionadas com a pressão.[48]

A barodontalgia originada pela dor referida do barotrauma facial é denominada ***"barodontalgia indireta"*** (em contraste com a "barodontalgia direta" induzida pelos dentes). Os dados actuais provam que a barodontalgia indireta é responsável pela minoria (um décimo) dos casos, em contraste com alguns argumentos que defendem que a grande maioria ou todos os casos de barodontalgia são, na realidade, dor referida de barosinusite.[48]

Robichaud e McNally sugeriram que a perfuração no tecido oral (por exemplo, após um procedimento cirúrgico) pode ser propensa a barodontalgia em tripulações aéreas e mergulhadores que usam máscara de oxigénio, devido ao ar empurrado para o tecido [48]

Diagnóstico

Estudos anteriores documentaram a dificuldade de obter um diagnóstico definitivo da patologia causadora da barodontalgia devido à necessidade de identificar o dente agressor, que pode ser qualquer dente com restauração ou tratamento endodôntico existente (muitas vezes clinicamente aceite) e/ou estruturas anatómicas adjacentes (por exemplo, seio maxilar). Além disso, os profissionais não conseguem reproduzir o fator desencadeante da dor (ou seja, a alteração da pressão barométrica) com instalações dentárias normais e, mesmo numa simulação de diagnóstico em câmara de altitude (que tem sido proposta como método de auxílio ao diagnóstico), é por vezes impossível reproduzir a dor[49] De acordo com um relatório, 14,8% dos casos acabaram por não ser diagnosticados.[48]

Por conseguinte, a história é ainda mais importante. Os dados relativos a tratamentos dentários recentes, sintomas precedentes no terreno (inchaço, sensibilidade ao frio, percussão, etc.) e início/cessação da dor (na subida ou na descida) e a natureza da dor (aguda, surda, pulsátil, etc.) podem direcionar os profissionais para o dente agressor.[48,49] Além disso, como um número significativo de casos de barodontalgia (até 86% numa série) envolveu dentes com restaurações defeituosas, a presença ou ausência de uma restauração (defeituosa) é um bom ponto de partida para o exame dentário.[49] O clínico é aconselhado a procurar restaurações defeituosas (incluindo restaurações deslocadas sobre uma polpa vital) e lesões de cárie secundárias (remanescentes), a efetuar o teste de vitalidade e as radiografias periapicais necessárias, e a excluir a sinusite em episódios de dor na região posterior superior.[48]

De acordo com um relatório, apesar da avaliação e tratamento pós-episódio, a recorrência da barodontalgia foi registada em 16,4% dos casos durante o voo.[48]

Diagnóstico diferencial

A barodontalgia é mais um sintoma do que uma condição patológica em si. Na maioria dos casos, é uma exacerbação de uma doença oral subclínica pré-existente. A maior parte das patologias orais comuns foram relatadas como possíveis fontes de barodontalgia, incluindo cáries dentárias, restaurações dentárias defeituosas, pulpite, necrose pulpar, periodontite apical, bolsas periodontais, dentes impactados e quistos de retenção mucosa. *A Tabela IV* resume as condições mais comuns que foram relatadas como causas de barodontalgia durante simulações e voos em câmaras de alta altitude.[49]

Diagnóstico	Forças ' Aéreas do Exército dos EUA 1944(24) (%) '	Real Força Aérea Canadiana 1945 (23) (%)	Forças Aéreas do Exército dos EUA* 1946(4)	Marinha dos EUA 1982 (11) (%)	Luftwaffe alemã 1993(12) (%)	Força Aérea Espanhola 2004(15) (%)	Força Aérea Israelita 2007(14) (%)	Força Aérea Turca 2007 (13) (%)
Tratamento de restauração recente	Nl	5	+	Nl	Nl	Nl	30	Nl
Restauração defeituosa	Nl	Nl	Nl	Nl	Nl	23	Nl	28
Cáries profundas sem exposição da polpa	Nl	37	Nl	Nl	36	Nl	Nl	16
Exposição da polpa vital	Nl	17	+	Nl	29	Nl	Nl	Nl
Pulpite	74	28	Nl	64	14	Nl	7	22
Necrose pulpar e/ou periodontite periapical	22	Nl	+	36	14	39	19	22
Barosinusite	3	Nl	Nl	Nl	Nl	Nl	19	6

Tabela IV. Diagnóstico de barodontalgia em voo nas Forças Aéreas dos Estados Unidos, do Canadá, da Alemanha, de Espanha, de Israel e da Turquia e relatórios da Marinha dos EUA

Em quatro excepções, a barodontalgia não é um sintoma de uma doença pré-existente, mas sim de uma condição patológica (nova) induzida por uma alteração da pressão. Estas condições são os barotraumas faciais. O termo barotraumas faciais refere-se geralmente a traumas relacionados com a barometria nas cavidades faciais, incluindo a barotite média (barotrauma do ouvido médio), o barotrauma otítico externo, a barosinusite (barotrauma dos seios nasais) e o barotrauma dentário. A barotite média é uma inflamação traumática no espaço do ouvido médio produzida por um diferencial de pressão entre o ar da cavidade timpânica e o da atmosfera circundante. O barotrauma otítico externo é causado por uma lesão da mucosa de revestimento do canal auditivo externo devido ao espaço hermético entre um objeto no canal auditivo externo e o tímpano. A barossinusite é uma inflamação de um ou mais seios paranasais produzida pelo desenvolvimento de uma diferença de pressão (geralmente negativa) entre o ar da cavidade sinusal e o da atmosfera circundante.[49]

A dor referida ao barotrauma facial extra-oral (barotite média, barotraumas otíticos externos e barossinusite) pode manifestar-se como uma dor de dente e, portanto, deve aparecer na lista de diagnóstico diferencial da barodontalgia. *A Tabela V* compara a barodontalgia relacionada com a polpa/periapical ("direta") com a barodontalgia induzida pela barotite/barosinusite ("indireta"). Em contraste com os argumentos de alguns autores de que a grande maioria dos casos de barodontalgia é, na verdade, dor referida à barossinusite, noutros estudos, o barotrauma facial não dentário foi considerado responsável por apenas 3% a 37% dos casos de barodontalgia. O barotrauma dentário refere-se às alterações mecânicas dentárias relacionadas com as alterações da pressão barométrica (por exemplo, fratura de dentes [também designada por barodontocrexis], deterioração e redução da retenção da restauração). Este tipo de fratura de dente ou restauração, tal como a fratura dentária no solo, pode ser acompanhada de dor.[49]

Caraterísticas	Barodontalgia induzida (direta) por doenças da polpa	Barodontalgia (direta) induzida por doença periapical	Barodontalgia (indireta) induzida por barotrauma facial
Causa	Doença da polpa	Doença periapical	Barosinusite, barotite média
Aparência	Durante a subida A dor cessa normalmente durante a descida ao nível da aparência	Periodontite periapical: geralmente em altitude elevada (38.000 pés) durante a subida ou descida	Durante a descida A dor continua normalmente no solo
Sintomas	Pulpite não reversível dor penetrante súbita e aguda Pulpite reversível ou polpa necrótica; dor surda e surda	Inchaço contínuo de dor intensa ou baça	Dor de dentes na região dos molares ou pré-molares superiores
História dentária	Trabalhos dentários recentes Sensibilidade térmica dentária recente (por exemplo, durante o consumo de bebidas quentes ou frias)	Sensibilidade recente à percussão dentária (por exemplo, durante a alimentação)	Infeção respiratória superior atual Doença passada de sinusite
Achados clínicos	Lesão de cárie dentária extensa ou restauração (defeituosa) Dor aguda ao teste do frio ($\sim$-40^0 C)	Lesões de cárie extensas ou restauração (defeituosa) Dor aguda ao teste de percussão	Dor à palpação dos seios nasais Dor aquando de uma alteração aguda da posição da cabeça
Achados	Lesões de cárie pulpares	Lesões de cárie pulpar	Opacidade (fluido) na

radiológicos	Dose de restauração na câmara pulpar	Restauração próxima da câmara pulpar Radiolucência periapical Obturação endodôntica inadequada	imagem do seio maxilar

Tabela V. **Patogénese** *da barodontalgia relacionada com a medicina dentária (direta) e não relacionada com a medicina dentária (indireta)*

O frio extremo de um ambiente de grande altitude (a temperatura diminui cerca de 2°C por cada 1.000 pés de altitude) e o oxigénio frio que os pilotos inalam foram apontados como possíveis contribuintes para a dor de dentes durante o voo. No entanto, no seu estudo sobre o efeito da temperatura do voo nos dentes, Harvey mostrou que uma temperatura externa de -30°C a -40°C causava apenas uma ligeira queda da temperatura do dente para uma temperatura mínima de 22,8°C no canino inferior (enquanto a dor era notada apenas quando a temperatura do dente era reduzida para 12°C através de água gelada). As temperaturas dos molares eram ainda mais elevadas devido a um efeito de proteção da língua e da bochecha. Harvey concluiu que as bebidas geladas produziriam uma temperatura dentária mais baixa do que o voo a grande altitude. Além disso, as simulações a grande altitude, em que as condições ambientais podem ser reguladas, serviram como outra plataforma de estudo. Uma vez que a dor dentária foi relatada durante as simulações apenas com alterações barométricas, este foi o único fator que poderia contribuir para a ocorrência de dor.[49]

A pulpite é a principal causa relatada de barodontalgia. Isto inclui a barodontalgia pós-operatória, que pode aparecer num dente recentemente restaurado. A barodontalgia pós-operatória é um dos tipos mais comuns de barodontalgia durante o voo *(Tabela IV).* Sabe-se que o tratamento dentário restaurador tem o potencial de causar pulpite aguda parcial ou total reversível. Clinicamente, ao nível do solo, pode ou não estar presente uma dor ligeira e transitória. Após cerca de uma semana, a inflamação aguda da polpa desaparece, seguindo-se uma inflamação crónica durante vários dias ou semanas.[49]

Durante os anos 40, houve várias sugestões para explicar a patogénese da barodontalgia causada pela inflamação da polpa:

1. Isquemia direta resultante da inflamação.

2. Isquemia indireta resultante do aumento da pressão intrapulpar em consequência da vasodilatação e da difusão de fluidos.

3. O resultado da expansão do gás intrapulpar. O gás é um subproduto de ácidos, bases e enzimas no tecido inflamado.

4. O resultado da fuga de gás através dos vasos devido à redução da solubilidade do gás relacionada com a barometria. Esta teoria, proposta por Orban e Ritchey durante a década de 1940, baseava-se numa visão histológica de bolhas de gás em dentes seccionados que foram extraídos após barodontalgia. Bergin aceitou a teoria da solubilidade, mas Lyon et. al. rejeitaram essa teoria porque os autores tinham visto bolhas de gás apenas em 6 de 75 dentes. Outro argumento contra a teoria da solubilidade é a possibilidade de que as bolhas de gás que eles viram fossem artefatos devido a uma fixação inadequada das preparações histológicas.

5. Hiperemia no sistema de canais pulpares causada pela descompressão. Esta teoria também foi proposta por Orban et. al. que estudaram os dentes de cães em condições de 38.000 pés.

6. As alterações da pressão barométrica no caso de uma restauração defeituosa podem forçar a aspiração de fluidos orais dos túbulos dentinários internos, causando assim sensibilidade ou dor na câmara pulpar. Além disso, uma restauração defeituosa pode causar inflamação pulpar, provocando indiretamente a barodontalgia. O velho mito de que a dor é causada pelo "ar que fica preso debaixo de uma cavidade dentária mal preenchida" e que se expande ao subir ainda é popular, embora não esteja provado. Durante os tratamentos de restauração, Devoe e Motley criaram "ar aprisionado" sob as restaurações em oito pacientes, colocando uma pelota solta de algodão no fundo pulpar limpo da cavidade. O material de restauração foi então colocado sobre o algodão. Nenhum dos pacientes relatou dor em exposições a grandes altitudes.[49]

Atualmente, não existe consenso sobre a patogénese subjacente à barodontalgia relacionada com a polpa. No entanto, uma polpa saudável não é afetada pelas alterações barométricas.[49]

Relativamente à barodontalgia em dentes tratados endodonticamente, foi proposto que a dor pode ser gerada devido à expansão de bolhas de ar presas sob a obturação da raiz. A barodontalgia causada pela periodontite periapical ou por dentes impactados é provavelmente causada pela pressão elevada dentro da lesão óssea ou da cripta do dente, respetivamente.[49]

Barotrauma facial e barodontalgia relacionada com enfisema

A barotite média é a reação mais comum dos aviadores às alterações de pressão relacionadas com a altitude. Numa descida rápida, a pressão negativa desenvolvida no ouvido médio não é, normalmente, resolvida espontaneamente pela trompa auditiva (Eustáquio) de sentido único. Como resultado, cria-se um vácuo parcial e pode ocorrer barotite média, com retração da membrana timpânica e, mais tarde, hemorragia e ingurgitamento vascular. Os sintomas da barotite média vão desde desconforto auricular a dor intensa, zumbidos, vertigens com náuseas e surdez. A dor pode ser referida à região oral. O tratamento da barotite média inclui o alívio da pressão através da manobra de valsalva ou da mudança de altitude. O tratamento em terra inclui anti-histamínicos e descongestionantes sistémicos e tópicos. Os casos resistentes podem ser tratados com prednisona sistémica (40-60 mg/dia durante 4 a 7 dias). A perfuração cirúrgica da membrana timpânica não é um tratamento de eleição, exceto se houver uma necessidade emergente de voar.[49]

O barotrauma otítico externo é causado principalmente pelo uso incorreto de tampões para os ouvidos. Durante a descida, a pressão relativa nessa célula fechada é negativa (em comparação com a pressão exterior); assim, a camada externa do epitélio da membrana timpânica ou do epitélio do canal externo (ou ambos) pode ser sugada para fora do tecido subjacente. Podem então formar-se áreas hemorrágicas subepiteliais. O processo de remoção da camada epitelial pode ser acompanhado de dor. Gibbons relatou um barotrauma otítico externo causado pela expansão do ar nos auscultadores, expresso como barodontalgia. O tratamento imediato em caso de barotrauma otítico externo é o ajuste do tampão auricular.[49]

A barossinusite pode ocorrer quando o fluxo normal de saída do seio é comprometido, como pode ocorrer durante a inflamação do trato respiratório superior, e é criado um gradiente de pressão, resultando num efeito de vácuo que pode ser stressante para o revestimento da mucosa do seio. O vácuo pode causar edema da mucosa, exsudatos serossanguíneos e hematoma submucoso, que consequentemente podem causar dor, por vezes abrupta e severa, e possivelmente epistaxe. Semelhante à sinusite térrea, a barossinusite também pode ser referida à região oral. O tratamento da barosinusite inclui gotas nasais descongestionantes, analgésicos e, ocasionalmente, antibióticos (prevenção de infeção secundária).[49]

As alterações na pressão barométrica no caso de uma polpa necrótica com uma coroa cariada aberta, que permite a entrada de ar na câmara pulpar, podem fazer com que o conteúdo infetado/inflamado do canal radicular seja forçado para o osso maxilar e levar a enfisema facial. Robichaud e McNally sugeriram que a perfuração no tecido oral (por exemplo, após um procedimento cirúrgico) pode ser propensa a barodontalgia em tripulações aéreas e mergulhadores que usam máscaras de oxigénio devido à entrada de ar nos tecidos.[49]

Prevenção

A atual pressurização das câmaras dos aviões, a maior qualidade dos cuidados dentários e a melhoria da saúde oral em comparação com a primeira metade do século XX reduziram a incidência de manifestações dentárias das alterações de pressão durante o voo. A prevenção centra-se geralmente na manutenção da saúde oral para que não se desenvolvam problemas dentários. Os militares e o pessoal das companhias aéreas que se vêem confrontados com a falta de refeições e as mudanças de fuso horário podem sentir-se tentados a petiscar alimentos altamente energéticos e a consumir bebidas açucaradas e podem não ser capazes de realizar as actividades diárias de autocuidado oral. Os dentistas devem salientar a importância de manter uma dieta saudável e motivar as tripulações a praticarem uma higiene oral meticulosa. Isto pode evitar problemas dentários que podem afetar o seu desempenho no ar.

O diagnóstico precoce da doença também é vital. Durante o exame dentário periódico, deve ser dada especial atenção a restaurações defeituosas (fracturadas ou fissuradas), restaurações com fraca retenção e lesões de cárie secundárias. Devem ser efectuados testes pulpares e radiografias periapicais em dentes com restaurações extensas pré-existentes para excluir a necrose pulpar oculta. Radiografias panorâmicas ou periapicais dos incisivos superiores e inferiores podem ser de valor diagnóstico para revelar patologias dentárias ocultas adicionais. Alguns autores propuseram radiografias panorâmicas em intervalos de 5 anos para pessoas com risco de barodontalgia.[48,49]

Embora o tratamento restaurador dentário de rotina não necessite de imobilização, o tratamento restaurador recente foi relatado como uma das principais causas de barodontalgia *(Tabela IV)*. Por conseguinte, 24 a 72 horas de imobilização é um meio eficaz de prevenir a barodontalgia pós-operatória. É razoável que as consultas dentárias em ambulatório sejam marcadas para uma data com um intervalo de tempo suficiente antes do próximo voo ou mergulho planeado. No momento de planear o tratamento, os dentistas devem notificar os seus pacientes tripulantes ou mergulhadores e os pacientes que planeiam um voo ou mergulho sobre as consequências e restrições pós-operatórias do voo.[49]

Rossi recomenda a imobilização das tripulações militares desde o momento do diagnóstico da necessidade de tratamento endodôntico até à conclusão do tratamento.[48,49] É razoável que um dentista inexperiente consulte um cirurgião de voo antes de recomendar a restrição de voo ao paciente da tripulação.[49]

A maioria das diretrizes publicadas anteriormente ditava uma abordagem mais interventiva/não conservadora no tratamento de tripulações aéreas para eliminar o potencial de sintomas agudos durante o voo. Por exemplo, na época da Segunda Guerra Mundial, recomendava-se que, nos pacientes da tripulação aérea, todos os dentes sem polpa fossem removidos e as restaurações metálicas fossem substituídas por restaurações não metálicas (de plástico) "a fim de minimizar a pressão na câmara pulpar que pode produzir odontalgia".[49] Recentemente, embora não baseado em evidências, Rossi contra-indicou o capeamento pulpar direto em pacientes de tripulações aéreas e recomendou o tratamento endodôntico em todos os casos de suspeita de invasão da câmara pulpar, de modo a prevenir a pulpite sub-aguda ou a necrose pulpar silenciosa e as suas potenciais consequências relacionadas com a pressão barométrica.[48,49] Durante o tratamento restaurador de pacientes da tripulação aérea ou mergulhadores, após a remoção do tecido cariado, o clínico tem de examinar cuidadosamente o pavimento da cavidade e excluir a penetração na câmara pulpar. Deve ser aplicado um revestimento/base protetor da cavidade (sendo o óxido de zinco eugenol o material escolhido) antes de a cavidade ser restaurada.[49]

Estudos

Num estudo realizado por Zadik et. al. em 2007 para avaliar a incidência atual de barodontalgia em voo entre os membros da tripulação militar israelita, bem como as etiologias patológicas associadas a este fenómeno. Dos 331 participantes, 27 (8,2%) relataram pelo menos um evento passado de barodontalgia. *A Tabela VI* resume os diagnósticos dos 27 pacientes com barodontalgia. A maioria dos casos de barodontalgia deveu-se a polpa vital/inflamada, enquanto os restantes casos se deveram a necrose pulpar/periodontite periapical, barosinusite, fratura vertical da raiz ou terceiro molar impactado. Em quatro casos (14,8%), a origem exacta da dor era desconhecida; num caso, a única condição patológica que foi revelada num exame dentário posterior ao evento foram recessões gengivais (sem inflamação gengival) e sensibilidade dentinária devido a uma escovagem agressiva dos dentes, sem que se tenha verificado que esta condição era a causa da dor. Os outros três casos "desconhecidos" não procuraram qualquer ajuda profissional após a aterragem.[50]

Diagnóstico	Patieats (n)
Tratamento dentário restaurador recente	8(29.6%)
Necrose pulpar e/ou periodontite peri-apical	5(18.5%)
Barosinusite	5 (18.5%)
Pulpite irreversível	2(7.4%)
Restauração de amálgama defeituosa	1(3.7%)
Fratura vertical da raiz	1(3.7%)
Dente impactado	1(3.7%)
Desconhecido	4 (14/8%)

A Tabela VI resume os diagnósticos dos 27 pacientes com barodontalgia.

A barodontalgia pós-operatória foi o tipo mais comum nesta série. Sabe-se que o tratamento dentário restaurador tem o potencial de causar pulpite aguda parcial ou total reversível. Clinicamente, ao nível do solo, pode ou não estar presente uma dor ligeira e transitória. Após aproximadamente uma semana, a inflamação aguda da polpa desaparece e segue-se uma inflamação crónica durante vários dias a semanas.[50]

A pulpite irreversível resulta normalmente da invasão bacteriana da câmara pulpar através de uma lesão de cárie dentária. Ao nível do solo, a pulpite irreversível é caracterizada por uma dor intensa e duradoura, espontânea ou induzida por uma mudança de temperatura. Nesta série, a pulpite irreversível é a patologia causal em 7,4% dos casos. Várias sugestões têm sido apresentadas para explicar o mecanismo subjacente à barodontalgia na polpa dentária inflamada (reversível ou irreversível), isquémia e elevação da pressão do gás intracanal devido à expansão do gás ou fuga de gás através dos vasos. Deve-se ter em mente que, ao contrário de outras partes do corpo, os canais pulpares são rígidos e o aumento da pressão dentro dos canais pode resultar em isquemia e outras consequências, como dor e necrose. Atualmente, não existe consenso sobre o mecanismo subjacente à barodontalgia induzida pela pulpite.[50]

A necrose pulpar é o resultado de uma pulpite não tratada, de um traumatismo dentário ou de qualquer evento que provoque uma interrupção prolongada do fornecimento de sangue à polpa. A periodontite periapical é um processo inflamatório existente no osso maxilar à volta da ponta da raiz do dente, normalmente em casos de polpa necrótica não tratada ou de tratamento endodôntico mal sucedido. A periodontite periapical é uma tentativa bem-sucedida dos tecidos periapicais de neutralizar e confinar os produtos tóxicos irritantes que escapam do canal radicular. A necrose pulpar sem inflamação periapical ou com periodontite periapical crónica é assintomática ou está associada a um ligeiro desconforto. A periodontite periapical pode sofrer uma transição para uma fase aguda e tornar-se sintomática (por exemplo, com dor, inchaço intra-oral ou facial, trato sinusal, mobilidade do dente). A necrose pulpar com ou sem periodontite periapical foi responsável por 18,5% dos casos de barodontalgia no presente estudo. É possível que a dor na barodontalgia induzida por necrose pulpar/periodontite periapical seja causada pela pressão elevada no interior da lesão óssea. Além da barodontalgia, alterações na pressão barométrica, no caso de uma polpa necrótica com cavidade pulpar na coroa do dente, que permite a entrada de ar na câmara pulpar, podem causar a distribuição do conteúdo infetado/inflamado do canal radicular no osso maxilar, bem como enfisema facial.[50]

A restauração de amálgama defeituosa, a fratura vertical da raiz e o terceiro molar impactado foram responsáveis por um caso de barodontalgia cada. Alterações na pressão barométrica no caso de uma restauração defeituosa podem forçar a sucção de fluidos orais dos túbulos dentinários internos, causando assim sensibilidade ou dor na câmara pulpar. Além disso, uma restauração defeituosa pode causar inflamação da polpa, provocando assim indiretamente a barodontalgia. De acordo com o processo dentário do único caso de barodontalgia devido a uma restauração de amálgama defeituosa, não é claro se existia uma lesão de cárie secundária por baixo da restauração defeituosa. Já relatámos anteriormente fracturas de dentes e restaurações dentárias induzidas por alterações de pressão (com dor) em dentes com cáries por baixo de restaurações de amálgama.[50]

A fratura vertical da raiz é normalmente observada em dentes que foram submetidos a tratamento endodôntico e a restaurações muito pesadas. As alterações na pressão barométrica podem causar dor devido à pressão elevada dentro da bolsa periodontal induzida pela fratura radicular vertical e/ou lesão óssea. A barodontalgia em casos de dentes impactados provavelmente também se deve à pressão elevada dentro da cripta dentária intra-óssea. Além da barodontalgia, o terceiro molar impactado é uma das principais causas de morbidade entre os jovens pilotos em terra. A presente evidência de barodontalgia induzida por barosinusite (18,5%) é maior em comparação com estudos anteriores em câmaras de altitude, nos quais 7% dos casos de barodontalgia foram atribuídos à barosinusite. No entanto, os presentes resultados acrescentam à linha de evidência que argumenta contra a postulação anterior de que a grande maioria dos casos de barodontalgia é, de facto, dor referida à barosinusite.[50]

Num trabalho retrospetivo realizado após a Segunda Guerra Mundial na Força Aérea dos EUA, 114 de 1176 (9,7%) dos membros da tripulação aérea americana relataram

1 ou mais episódios de barodontalgia nos seus voos anteriores. Noutra série dessa época, 11 pilotos de caça e tripulações de bombardeiros, num total de "várias centenas", queixaram-se de sensibilidade dos dentes ao frio e de dor de dentes ou dor dentária surda durante a Segunda Guerra Mundial, que surgiu durante a descida de um voo comercial Telavive-Sydney numa cabina pressurizada a 7000 pés de altitude. A dor aguda era sentida principalmente ao comer ou ao tocar nos dentes inferiores anteriores e no tecido gengival adjacente. A dor de dentes cessou 3 dias depois sem intervenção médica.[53]

Ao exame, os dentes e os tecidos circundantes estavam assintomáticos, sem dor, inchaço ou mobilidade patológica. Não foram observadas bolsas patológicas, trato sinusal ou exsudatos no tecido gengival. A dor não pôde ser reproduzida por métodos clínicos, como percussão, palpação gengival, frio, calor ou estímulos elétricos. Entretanto, as respostas do dente 31 (primeiro incisivo inferior esquerdo) a esses métodos indicavam que o dente não era vital, enquanto os dentes adjacentes reagiam dentro da normalidade a esses estímulos. A coroa do dente 31 apresentava um aspeto opaco. Uma imagem radiográfica demonstrou uma metamorfose calcificada do canal radicular do mesmo dente, e uma lesão radiolúcida semelhante a um cisto ao redor dessa raiz *(Fig. 5)*. Foi feito um diagnóstico clínico de periodontite apical devido à necrose pulpar do dente #31.[53]

Fig. 5. *Uma imagem de raio-X dos dentes inferiores da frente. O primeiro incisivo esquerdo apresenta um canal radicular calcificado e uma lesão peri-radicular do tipo quisto.*

Este caso é único na medida em que o piloto não tinha sentido qualquer dor dentária nos voos diários de helicóptero até 6000 pés em condições não pressurizadas durante os últimos 8 voos. Sognnaes afirmou que quase todos os casos de barodontalgia envolviam pilotos de caça, e apenas "casos dispersos" afectavam tripulações de bombardeiros. Recentemente, foram registados 12 (2,4%) casos de barodontalgia em voo por 499 membros da tripulação da Força Aérea Espanhola.[50]

No presente estudo, 8,2% das tripulações aéreas militares participantes referiram barodontalgia, com uma taxa de aproximadamente 1 caso por 100 anos de voo. Os resultados são semelhantes aos de Taylor et al., que descobriram recentemente que a barodontalgia foi sentida em 1 ou mais ocasiões por 9,2% de 709 mergulhadores australianos e americanos.[50]

Uma vez que se diz que a barodontalgia aparece sob uma condição de pressão barométrica de 2000 pés a 5000 pés, não é surpreendente que, neste estudo, as tripulações de helicópteros sem compressão, bem como as tripulações de jactos e transportadores com compressão, tenham sofrido de barodontalgia à mesma taxa. As condições de pressão destas altitudes existiam em todas as três plataformas de voo.[50]

Num caso relatado por Zadik em 2006, um piloto de Bell-AHl-Cobra da IAF, de 28 anos de idade, sofreu, pela primeira vez, de dores dentárias graves na zona anterior do maxilar inferior. Este incidente único ocorreu durante a descida de um voo comercial de 13 horas, numa câmara pressurizada a 7000 pés de altitude. A causa foi a necrose pulpar que, com ou sem periodontite apical, é responsável por 18,5% a 36% das barodontalgias em voo.[53]

Para além da barodontalgia e do inchaço facial, a necrose pulpar pode causar outra complicação em tripulantes de aviões: Kennebeck et. al. sugeriram que a diminuição da pressão atmosférica tem um papel no desenvolvimento de lesões apicais e na disseminação da infeção focal. Halm e Saghy demonstraram a dispersão do conteúdo do canal radicular para o osso maxilar em casos de polpa necrótica e câmara pulpar "aberta", quer in vitro a 23.000 pés, quer in vivo em condições atmosféricas de 18.000 pés. Uma vez que a periodontite apical devido à necrose do tecido pulpar dentário é bastante comum na população ocidental, o presente estudo é mais uma demonstração da necessidade de imagens panorâmicas periódicas dos maxilares, bem como de testes de vitalidade de rotina no exame dentário anual dos membros da tripulação.[53]

Foi realizado um estudo por Gonzalez et. al. em 2004 para investigar a incidência de barodontalgias numa amostra de 506 pacientes, todos eles pessoal com responsabilidade em voos militares. Um objetivo adicional era correlacionar esta incidência com várias patologias orais e o seu tratamento subsequente.[54]

A população estudada pertence a diferentes unidades de voo, nomeadamente 56,7% em helicópteros e 43,3% em aviões. A mesma percentagem se aplica em relação à pressurização, com cerca de 216 indivíduos a voar em aviões pressurizados e 283 em aviões não pressurizados. Registaram-se treze casos de barodontalgia (2,63%), doze dos quais em voo (2,4%) e apenas um (0,2%) durante o treino na câmara hipobárica. A idade média dos pacientes que sofreram dor foi de 35 anos e o tempo médio de voo foi de 10 anos e 3 meses aproximadamente[^4]

A patologia que afectou o dente *(Fig. 6)* causador da dor foi a cárie em três casos (23,1%), dois deles com área apical. Em cinco havia obturação prévia (38,5%): três com cárie não envolvendo a polpa, um envolvendo a polpa e um com área apical. Três pacientes apresentavam endodontia com área apical (23,1%) e os outros dois casos correspondiam a dentes do siso impactados e a uma condição periapical causada por lesão (15,4%).[54]

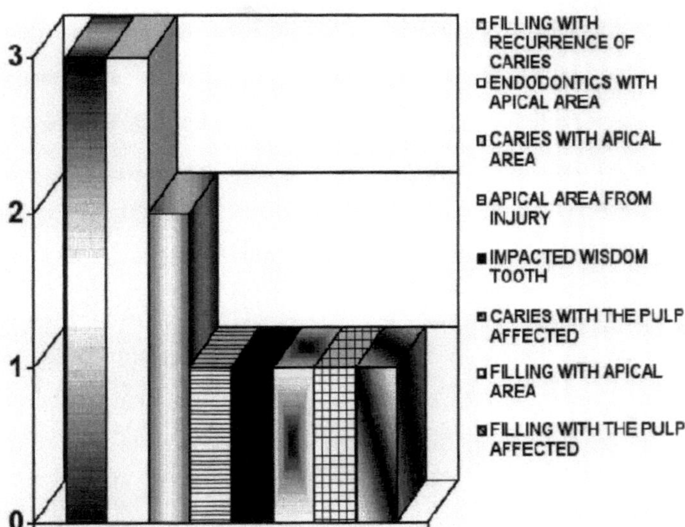

Fig. 6. Tooth condition causing the pain

Fig. 6. Condição do dente que causa

Também neste resultado, observa-se uma incidência muito menor na câmara do que no voo real (numa relação de 12:1). A explicação encontra-se nas regras de funcionamento da câmara, uma vez que não deve ser efectuada qualquer subida por uma pessoa que sofra de uma infeção das vias respiratórias superiores ou de qualquer outro problema que a impeça de compensar, nem em caso de obturação recente, tratamento endodôntico ou cirurgia, o que prolonga consideravelmente os tempos recomendados pelo EUROMED. Esta diminuição da incidência quando as precauções são maximizadas é um forte argumento a favor de uma política preventiva de alta qualidade.[54]

As caraterísticas da dor estão relacionadas com a patologia que a provoca; assim, nos casos em que a dor foi aguda e transitória durante a subida, o diagnóstico posterior foi de cárie, pulpite aguda, restaurações marginalmente filtradas ou com bases cavitárias inadequadas. A informação mais relevante talvez tenha sido o carácter momentâneo da dor que reflecte um dente vital, embora uma polpa em processo de necrose possa dar os mesmos sintomas se restarem resíduos pulpares que ainda não sofreram necrose.[54]

A dor surgiu durante a descida em casos de necrose pulpar, tanto em dentes com cárie como em dentes com obturação. Nestes casos, a diferença caraterística é que a dor persiste apesar da descida. Os pacientes também acrescentaram as descrições de latejamento e de desenvolvimento progressivo. Quando questionados sobre a altitude de aparecimento, referiram um intervalo a partir do qual começava um certo desconforto, que aumentava para uma dor pronunciada. Uma dor aguda também apareceu durante a descida no caso de dentes do siso impactados. A dor desenvolveu-se rapidamente.[54]

Em pacientes com dor de início súbito em manobras de cruzeiro, aceleração ou desaceleração, foram observados dentes com o ápice afetado, sem estabelecer um diagnóstico mais definitivo, pois não foi realizada investigação anatomopatológica.[54]

Quando a dor persistia ao nível do solo, os sinais e sintomas clínicos eram os habituais para uma determinada patologia.[34]

Num estudo realizado por Kollmann em 1993 para descrever a incidência e as possíveis causas de dor dentária durante voos simulados a grande altitude. Dos 11.617 indivíduos que foram submetidos a sessões de treinamento em altitude elevada, 340 (2,93%) relataram alguns sintomas *(Tabela VII).* O sintoma mais comum foi dor de ouvido (2,3%). A dor nos dentes (0,26%) e nos seios paranasais (0,18%) foi relatada com muito menos frequência. A incidência total de outros sinais e sintomas, tais como hiperventilação, desmaios, vómitos, curvaturas e vertigens foi de apenas 0,22%. A proporção de indivíduos que referiram estes sintomas manteve-se aproximadamente constante todos os anos. A incidência anual de barodontalgia variou entre 0,11 e 0,39%.[55]

Ano	Sítio								Não. imoti
	Dentes		Orelha		Seios nasais		Outros		
	Não	%	Não		Não	%	Não.	%	
1986	3	0.11	63	257	11	0.42	3	0.11	2647
1987	6	0.27	44	139	3	014	7	0 .32	2208
1988	9	0.39	46	200	1	0.04	5	0.22	2320
1989	6	0.27	54	242	3	0.13	7	0.21	2232

| 1990 | 6 | 0.23 | 52 | 236 | 3 | 0.14 | 3 | 0.14 | 2210 |
| **Total** | **30** | **0.26** | **264** | **227** | **21** | **0.18** | **25** | **C22** | **11617** |

Tabela VII. Números e percentagens de indivíduos que sentiram dor ou outras anomalias durante a exposição a baixas pressões

Logo após o voo de ensaio, foram efectuados exames dentários a 25 dos 30 indivíduos que se queixaram de dores de dentes. Os resultados dos exames clínicos efectuados aos 25 indivíduos estão resumidos no *Quadro VIII.*[55]

Assunto exposto	Dente (1)	Intensidade da dor	Vitalidade (3)	Percussão (4) V	Percussão (4) H	Restaurado	Cáries	Cavidade profunda	Área apical	Pasta de papel
1	48	++				Sim		Sim	Não	Sim
2	37	+	+++		-	Sim	Sim	Sim		Não
3	46	++	+	+	+	Sim	Sim	Sim	Não	Não
4	24-27	+	+	-	-	Sim	Sim		Não	
5	16	+	?	+		Sim	Sim	Sim	Sim	Sim
6	21	++				Sim		Sim		
7	36	+++	++	++	+++	Sim	Sim	Sim	Sim	Não
8	43	+++	+	-	-	Não	Não	Não	Não	
	44	+++	+	-	-	Não	Não	Não	Não	
9	27		++	-	-	Sim	Não	Sim		Não
	17	+	+	+	-	Sim	Sim	Sim	Não	Sim
10	36	+	+++	-	-	Sim	Não	Sim		Sim
	25	+	+	-	-	Sim	Sim	Sim		Sim
11	25	+++				Sim		Sim		Sim
12	14	++	+	-	-	Não	Não	NÃO	Não	
	15	++	+	-	-	Não	Não	Não	Não	
12a	15	++	+	-	-	Não	Não	Não	Não	
	16	++	+	-	-	Sim	Não		Não	
13	36	+++	-			Sim		Sim	Sim	Sim
14	26	++	+	-		Sim	Sim	Sim	Não	Não
15	15	+++	++	+	-	Sim	Não	Sim	Não	
	16	+++	+++	++	++	Sim	Sim	Sim	Não	Sim
16	14	+	+	-	-	Não	Não	Não	Não	
17	46	+++	+++	-	-	Sim	Sim	Sim	Não	Sim
18	16	+++	-	++	+++	Sim	Não	Sim		Sim
19	45	++	+	-	+	Sim	Sim	Sim	Não	Não

20	45	+	++	-	-	Sim	Sim	Sim	Não	Não
21	27	+++	++	-	-	Sim		Sim	Não	Sim
22	36	+++	+	-		Sim		Sim	Não	
23	11	+++		-		Sim	Não	Sim	Não	Sim
24	16	+	++	+		Sim	Sim	Sim	Sim	Sim
25	12	+	+	-	-	Sim	Sim	Sim	Não	Não

Tabela VIII. Resultados dos exames dentários dos dentes em 28 casos de barodontalgia em 25 indivíduos

Houve dois casos de barodontalgia em que havia evidência de sinusite maxilar sem que houvesse uma causa óbvia para a dor nos dentes. Num destes casos, a barodontalgia ocorreu durante a descida, o que favorece a conclusão de que a dor se deveu a um gradiente de pressão através do seio maxilar e não a uma patologia num dente. É provável que, tal como no ouvido médio, a dor tenda a ser produzida quando a pressão exterior excede a pressão interior do seio.[55]

Na maioria dos casos, a barodontalgia parecia ser devida a pulpite crónica *(Tabela IX)*.

	Frequência	
Causa	N.º de	
	Casos	70
Pulpite crónica	22	78.6
Polpa exposta e vital	8	28.6
Cáries profundas, sem exposição	10	35.7
Pulpite ou periodontite apical	4	14.3
Sinusite maxilar	2	7.1
Causa não encontrada	4	14.3

Tabela IX: Causas prováveis de barodontalgia em 28 casos

Podemos apenas especular sobre como uma mudança na pressão pode excitar as terminações nervosas numa polpa inflamada. Poderá haver uma redução do fluxo sanguíneo pulpar, o que poderá resultar na descarga de impulsos nos nervos pulpares, tal como acontece noutros tecidos isquémicos. É improvável que a redução da pressão parcial de oxigénio no ar inspirado (para cerca de 116 mm Hg a 43.000 pés) tenha provocado, por si só, uma hipoxia significativa na polpa.[55]

Nas suas investigações histológicas de dentes humanos e caninos sujeitos a pressão reduzida, Orban e Ritchey encontraram reacções inflamatórias, bem como grandes vacúolos na polpa. Eles suspeitaram que as alterações de volume nesses vacúolos poderiam ser a causa da barodontalgia. Relatos mais recentes, no entanto, sugerem que esses vacúolos eram artefatos de fixação e não têm significado biológico. O presente estudo indica que, ao procurar a causa da dor num caso de barodontalgia, a ênfase deve ser colocada na procura de um dente com uma polpa cronicamente inflamada.[55]

Em um estudo realizado por Senia et. al. em 1985, eles apresentaram 2 relatos de casos, que demonstraram algumas das dificuldades envolvidas na realização de um diagnóstico. Ambos os aviadores que experimentaram barodontalgia apresentaram dilemas de diagnóstico.[56]

No caso 1, o historial do piloto forneceu provas convincentes de que a fonte da dor era um dente. Assumimos que uma polpa vital mas doente era a fonte da barodontalgia porque a passagem de ar pelo dente causava dor. Quando o piloto protegia o dente, respirando apenas pelo nariz ou cobrindo o dente com a língua ou gaze, não sentia dor. Este comportamento era altamente sugestivo de um problema pulpar. Embora a história apontasse o molar como o culpado, a exatidão é questionável quando a dor pulpar está presente sem sintomas concomitantes no ligamento periodontal. Essa falha demonstrou o dilema de se fazer um diagnóstico de barodontalgia. O ambiente atmosférico do nosso consultório dentário era bastante diferente do ambiente de um avião.[56]

O diagnóstico no caso 2 foi obscurecido porque o paciente tinha tido episódios intermitentes de sinusite e um bloqueio do ouvido. Quando o paciente teve a primeira experiência de barodontalgia em 1976, esta não se repetiu após a substituição de restaurações defeituosas no 1st maxilar e no 2nd pré-molar. Quando a dor regressou em 1979, suspeitou-se do 2° pré-molar superior direito porque tinha estado sintomático nos 3 meses anteriores. Quando os outros dentes foram verificados, verificou-se que o 1st pré-molar deu uma resposta não vital e foi tratado. O doente voltou a ter dores durante o voo da câmara seguinte, uma vez que não foi possível estabelecer uma causa dentária para as dores, pelo que se considerou a hipótese de uma obstrução sinusal. Este diagnóstico foi excluído quando o doente teve dores apesar da ventilação do seio. Mais tarde, verificou-se novamente que o 2nd pré-molar era sintomático e respondia com dor à sucção e extrusão. Numa ocasião, no entanto, ele mencionou que a sensibilidade parecia estar a deslocar-se para o dente atrás do pré-molar. Assim, era o molar que tinha uma restauração com fugas, onde a sucção causava o movimento do fluido nos túbulos dentinários, o que resultava em dor.[56]

Num relato de caso de Hodges publicado em 1978, ele discutiu um caso de um sargento da força aérea de 38 anos que relatou o início súbito de dor aguda no maxilar. Esta dor foi acompanhada por uma descarga intensa na região do 3rd molar do maxilar. O paciente encontrava-se a 12000 pés de altitude numa câmara hipobárica quando uma dor excruciante distal ao 2° molar maxilar impediu uma maior diminuição da altitude. Foi administrado um bloqueio alveolar póstero-superior para permitir a continuação da descida. O exame oral revelou tecido queratinizado hiperémico mas firme a distal do 2.° molar superior direito[nd] . Através de sondagem periodontal, foi localizada uma bolsa de 7 mm distal ao 2nd molar, mas não era evidente qualquer exsudado *(Fig. 7 e 8)*. A condição do aviador foi diagnosticada como um abcesso periodontal e parece que a dor sentida enquanto estava na câmara hipobárica resultou do efeito das alterações de pressão no abcesso peridontal.[57]

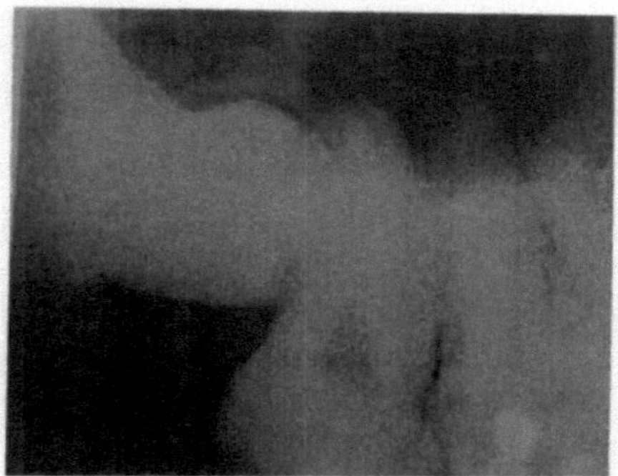

Fig. 7: 3rd molar impactado

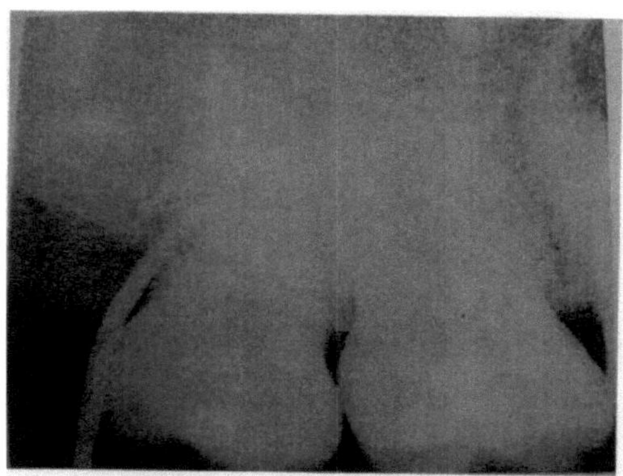

Fig. 8: bolsa periodontal, 7 mm de profundidade

Num estudo de Shiller et al., foram analisados um total de quarenta e cinco histórias de casos. As idades variaram de 17 a 36 anos, com uma média de 21 anos. Os dados estão resumidos na **Tabela X.** A partir dos dados, pode-se observar que, nessa série de casos, a aerodontalgia tendeu a ser confinada à arcada maxilar. Dos seis segmentos, os dois quadrantes posteriores da maxila foram os mais frequentemente afectados. A dor geralmente começava durante a descida e cessava durante o teste ou ao emergir. A dor foi mais frequentemente caracterizada como aguda. Verificou-se uma elevada incidência de restaurações nos dentes e áreas afectadas, bem como uma elevada incidência de constipações e sinusite.[58]

Fator	Frequência (por cento)
Zona da boca afetada	
Arco maxilar	64
Arco mandibular	36
Segmentos posteriores do maxilar	54
Restaurações presentes nos dentes envolvidos	89
Restaurações presentes no segmento envolvido	97
História positiva de dor anterior na zona afetada Fase do teste em que a dor começou	27
Descida	74
Subida	26
Duração da dor	
A dor tinha cessado ao vir à tona	69

A dor parou num dia	6
A dor durou mais de um dia	25
Sinusite presente	37
Presente frio	83
Caracterização da dor	
Sem brilho	32
Afiado	68

Tabela X. Frequências dos factores da história do caso (N = 45 homens)

Quando os dados foram analisados quanto às inter-relações entre os fatores nas histórias dos casos, apenas um par de fatores foi significativamente relacionado. Os homens com sinusite apresentaram maior incidência de dor na descida do que na subida, quando comparados aos portadores de aerodontalgia sem sinusite. Foi observada uma tendência no sentido de que os homens constipados apresentavam uma maior incidência de dor localizada nos segmentos posteriores da maxila do que os homens sem constipação.

A dor dentária causada por alterações na pressão barométrica foi demonstrada por Reynolds, Hutchins, Werner e Philbrook (1946) como sendo, pelo menos na grande maioria dos casos, um resultado de dor referida de um seio paranasal ocluído (geralmente maxilar). Foi proposto um mecanismo neural que explicava não só todos os fenómenos observados no seu estudo, mas também as observações muito variadas de investigadores anteriores.[59]

Em resumo, a hipótese era a seguinte: O nervo aferente de um dente, depois de ter sido estimulado dolorosamente, como por exemplo por um golpe, cavitação profunda, preparação da cavidade, enchimento excessivo resultante de trauma oclusal, exposição pulpar, infeção ou extração, continua a reagir através de uma série constante de ondas de excitação durante um período de tempo considerável (mesmo anos). No entanto, após o desaparecimento do estímulo externo original, esta excitação diminui para um nível submínimo. Assim, não se sente dor no dente até que a estimulação de uma estrutura associada (inervada pelo mesmo segmento) produza uma facilitação da excitação existente no nervo aferente do dente suficiente para levar essa excitação ao sistema nervoso central, onde surge a sensação subjectiva de dor. [59]

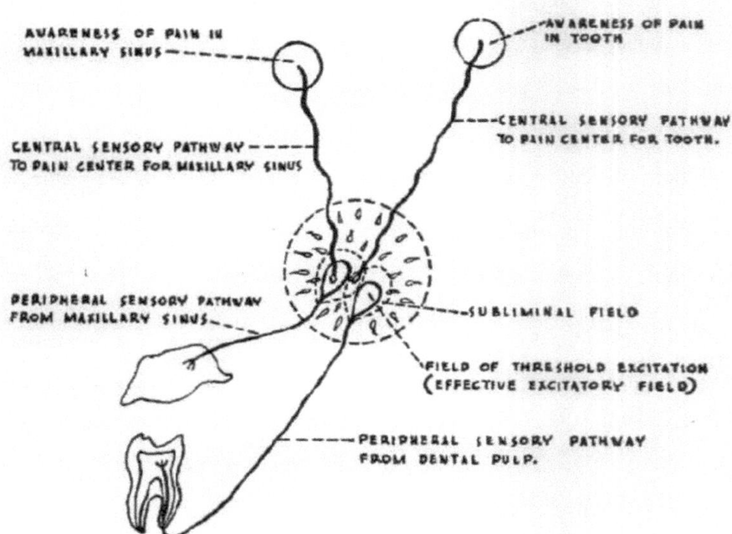

Fig. 1. (Do IJ. S. Naval Medical Bulletin **46** : 845, 1946.) Um dente que contém pathosis insuficiente para produzir dor pode ser considerado como dando origem a uma série de estímulos subliminares ou inadequados sobre o seu nervo sensorial. Estes estímulos inadequados, ao chegarem a um ponto central de transmissão, não dão origem a uma excitação suficiente para produzir um estímulo na via central e, assim, a consciência subjectiva da dor. No entanto, se os impulsos também atravessarem uma via periférica estreitamente associada (isto é, a partir do seio maxilar), é concebível que estes possam reforçar o impulso original de tal forma que a via central seja estimulada e se produza uma perceção subjectiva da dor. Este conceito pode ser representado esquematicamente por um diagrama *como o da fig. 1*, que representa a condição em que a dor do seio maxilar e a dor dentária ocorrem concomitantemente. Como se pode ver no diagrama, o campo de excitação do limiar da via sensorial periférica (P S F) do seio maxilar inclui o recetor da via sensorial central (C S P) do seio maxilar. Assim, ocorre a estimulação do C S P para o centro da dor do seio maxilar e resulta a consciência da dor no seio maxilar. No entanto, o campo de excitação do limiar resultante da estimulação do F S P do dente não inclui o recetor para o seu J S P, pelo que não ocorreria estimulação do C S P e a dor resultante não seria produzida

sem intervenção de reforço. Este reforço pode ocorrer da seguinte forma: Os campos subliminares (ou seja, áreas em que a excitação está presente num nível inadequado para produzir estimulação) das duas vias sensoriais periféricas se sobrepõem, incluindo o recetor para o C S P no centro de dor do dente. Isto resulta na estimulação do C S P e na consciência subjectiva da dor no dente.

Na medida em que esta hipótese resultava apenas de um estudo estatístico de dados recolhidos sem experimentação, considerou-se desejável testá-la através de procedimentos experimentais. Com este objetivo, foi realizado um estudo por Hutchins et al em 1947.[39]

Os autores acreditam que o mecanismo sugerido por Reynolds, Hutchins, Werner e Philbrook (1946), e aqui testado experimentalmente, tem uma aplicação mais vasta do que o fenómeno dentário em que se baseia.[59]

Fenómenos comumente observados associados à dor dentária que, segundo os autores, estão diretamente relacionados com o mecanismo aqui testado são

1. Dor dentária resultante de sinusite maxilar aguda: Este fenómeno é comummente observado e reconhecido como tal pelos dentistas. Alguns casos não reconhecidos podem resultar em intervenções dentárias ou na extração de um dente que não é patognomónico e na continuação da dor após o tratamento ou extração do dente presumivelmente agressor.

2. Dificuldade de localização da dor dentária: Outro fenómeno frequentemente observado é a dor generalizada em todo um quadrante da dentição devido a um dente doente. Isto pode muito bem ser explicado pela presença nesse quadrante de 1 ou mais dentes com obturações para além do dente afetado. Esses dentes obturados apresentariam então uma dor referida de intensidade igual à do dente patológico, ou possivelmente de maior intensidade, pois a do dente agressor poderia ser subliminar, como no caso da estimulação do seio maxilar.

3. Produção de dor em dentes doentes através de alterações na pressão barométrica: Tem sido frequentemente observado que a dor dentária de altitude ocorre num dente com patologia que não causou problemas anteriores. Este facto deu origem à crença,

entre vários investigadores, de que a redução da pressão barométrica poderia ser usada como um auxiliar de diagnóstico em medicina dentária, sem considerar o mecanismo envolvido na produção da dor. Esta sugestão tem mérito na medida em que pode ser obtida por este meio uma previsão de problemas dentários futuros. No entanto, uma vez que na maioria dos casos a dor está localizada em dentes não agressores, com obturações previamente colocadas, ou sujeitos a algum tipo de trauma, o procedimento parece impraticável.[59]

CAPÍTULO 8. CUIDADOS DENTÁRIOS

Prevenção

Atualmente, parece que a incidência de manifestações dentárias de alterações de pressão durante o voo é relativamente baixa (em comparação com as incidências registadas na primeira metade do século XX), devido à atual pressurização interna das câmaras dos aviões, à elevada qualidade dos cuidados dentários e à melhoria da saúde oral na segunda metade do século XX.[1]

Deve ser dada especial atenção à prevenção de problemas dentários e à manutenção da saúde oral. Rayman sublinhou a importância da manutenção de um estado dentário saudável por parte das tripulações aéreas, a fim de evitar a incapacidade de voo devido a barodontalgia (embora rara), desconforto, diminuição do desempenho e má nutrição devido a dificuldades de mastigação, bem como a prevenção de problemas dentários em locais isolados (onde não existem profissionais de medicina dentária ou onde a SIDA e a hepatite são endémicas e existe um maior risco de infeção durante o tratamento dentário) e durante o cativeiro de longa duração das tripulações militares.[1]

Devido à natureza do seu trabalho, com as refeições perdidas e as mudanças de fuso horário, os militares e o pessoal das companhias aéreas são mais tentados a petiscar alimentos altamente energéticos e a consumir bebidas açucaradas. Além disso, devido à irregularidade dos seus turnos e mudanças de fuso horário, as suas actividades diárias de autocuidado oral podem ser perdidas. Os dentistas têm a responsabilidade de educar os seus pacientes sobre a importância de uma dieta saudável e de os motivar a manter uma higiene oral meticulosa.[1]

Exame periódico

O diagnóstico precoce de doenças orais iniciais visíveis e ocultas é de especial importância para as tripulações aéreas. No entanto, uma comparação entre várias forças aéreas de todo o mundo revelou uma falta de uniformidade na frequência e extensão dos exames dentários periódicos. Atualmente, não existem orientações baseadas em provas ou qualquer consenso relativamente à frequência e extensão dos exames dentários periódicos das tripulações aéreas.[1]

No entanto, com base em estudos publicados e relatórios de investigação, deve ser dada especial atenção a restaurações defeituosas (fracturadas ou fissuradas), restaurações com fraca retenção e lesões de cárie secundárias. Devem ser efectuadas radiografias a frio e/ou peri-apicais em dentes com restaurações extensas pré-existentes, para excluir a necrose pulpar oculta. As radiografias panorâmicas podem ser úteis para revelar patologias dentárias ocultas adicionais e para fins de documentação. Quando uma radiografia panorâmica não está disponível, as radiografias periapicais dos incisivos superiores e inferiores podem ter valor de diagnóstico. Uma vez que existem vários relatos de uma elevada prevalência de bruxismo entre as tripulações aéreas, os dentistas devem procurar sinais de desgaste dos dentes.[1]

Tratamento dentário

À semelhança da falta de consenso relativamente aos exames dentários, existe uma falta de acordo relativamente ao tratamento dentário e ao período de imobilização das tripulações aéreas por razões dentárias. A maioria das diretrizes anteriormente publicadas ditava abordagens mais interventivas/não conservadoras no tratamento das tripulações aéreas do que de outras populações, para eliminar o potencial de sintomas agudos durante o voo, num local isolado ou em cativeiro. *O Quadro XI* resume os princípios dos cuidados dentários para os membros da tripulação aérea.[1]

Disciplina	Princípios
Prevenção	> Dieta equilibrada com refeições regulares, evitando refeições ligeiras de alto valor energético
Exame periódico	> Teste de vitalidade para dentes extensivamente restaurados > Atenção especial a restaurações defeituosas, restaurações com retenção e lesões de cárie secundárias > Exclua o bruxismo > Radiografia panorâmica
Tratamento de restauração	> Remoção de todo o tecido cariado e colocação de um revestimento protetor da cavidade antes da restauração
Endodontia	> Evitar o capeamento direto da pasta > Restauro provisório reforçado

Prótese dentária	> Maior retenção
	> Discurso claro
	> Cimento resinoso
Cirurgia oral	> Excluir comunicação oroantral
Documentação	> Documentação meticulosa

Quadro XI Resumo dos princípios dos cuidados dentários

Dentisteria de restauração:

O potencial destrutivo de lesões cariosas paradas ou remanescentes na vida quotidiana é mínimo. Uma vez que a lesão não está ativa, a progressão para o tecido pulpar é improvável. No entanto, tal como sugerido por Sognnaes, parece que tais lesões acarretam perigos num ambiente com alterações de pressão e devem ser removidas. Além disso, embora existam provas de apoio ao tratamento de lesões cariosas profundas através da técnica de capeamento pulpar indireto (em que a dentina pulpar húmida e amolecida não é removida, mas selada) na população em geral, esta não é recomendada para tripulações aéreas, que estão diariamente expostas a alterações da pressão barométrica. Após a remoção do tecido cariado, o clínico tem de examinar cuidadosamente o fundo da cavidade e excluir a penetração na câmara pulpar. Deve ser aplicado um revestimento protetor da cavidade (por exemplo, cimento de ionómero de vidro) antes de a cavidade ser restaurada.[1]

Endodontia:

Rossi contra-indicou o capeamento pulpar direto nesses doentes e recomendou o tratamento endodôntico em todos os casos de suspeita de invasão da câmara pulpar. Ao efetuar um tratamento endodôntico com várias visitas, o dentista tem de aplicar cuidadosamente a restauração provisória no local. Além disso, tem de treinar o doente da tripulação aérea para perceber se a restauração temporária não está intacta. Num ambiente de mudança de pressão, os canais radiculares abertos e não preenchidos podem causar enfisema facial, bem como a fuga do conteúdo infetado intra-canal para os tecidos peri-apicais.[1]

Prótese dentária:

No tratamento de tripulações aéreas, devem ser feitos todos os esforços para melhorar a retenção dos dispositivos protéticos. Do ponto de vista da retenção, bem como de outras considerações (por exemplo, a fala), a prótese suportada por implantes favorece a prótese de remoção. Deve ser mantida uma distinção clara entre /v/ e *If/,* e entre /s/ e /sh/ nos casos de reabilitação extensa dos incisivos. O cimento resinoso deve ser utilizado no tratamento de pacientes sujeitos a alterações de pressão.[1]

A pressão das máscaras e dos auscultadores no rosto também pode deslocar as próteses parciais durante o voo e distrair o piloto. Por conseguinte, deve ser considerada a possibilidade de fornecer próteses fixas às tripulações aéreas.[3]

Cirurgia oral:

Ao extrair um dente superior posterior, o dentista tem de excluir a existência de comunicação oro-antral. A comunicação oro-antral pode levar a sinusite e a potenciais consequências adversas após a exposição a um ambiente com alterações de pressão. Quando a comunicação oro-antral é diagnosticada, está indicado o encaminhamento para um cirurgião oral para o seu encerramento.[1]

Restrição de voo

A restrição de voo (grounding) de um doente é necessária quando se suspeita de interferência nas capacidades de voo do membro da tripulação aérea. Alguns medicamentos podem causar tonturas ou falta de concentração (por exemplo, analgésicos), enquanto outros podem causar diarreia (por exemplo, antibióticos). Além disso, a imobilização dos membros da tripulação enquanto recebem antibióticos também está diretamente relacionada com o facto de o piloto ter um problema de saúde que exige a utilização de antibióticos.[1]

A Autoridade de Aviação Civil (CAA) remete os pilotos para o livro "Joint Aviation Regulations, Flight Crew Licensing, Medical Section" (JAR- FCL 3 Med). Este documento estabelece que todos os procedimentos que exijam uma anestesia local ou regional devem impedir o piloto de voar durante, pelo menos, 12 horas. Também estabelece que os pilotos não devem exercer os privilégios da sua licença quando têm uma condição médica ou estão a tomar medicamentos com ou sem receita médica, o que pode ter um efeito adverso na sua capacidade de desempenhar as suas funções com segurança.[5]

As alterações de pressão intra-oral várias horas após a extração de um dente ou outra cirurgia oral/periodontal podem remover o coágulo sanguíneo e causar hemorragia intra-oral, com interferência óbvia no funcionamento normal (especialmente a fala clara).[1] Além disso, num ambiente com alterações de pressão, o risco de enfisema também pode aumentar. Outra razão para suspender a tripulação aérea após extracções dentárias é que o inchaço facial pode impedir os pilotos de jactos e helicópteros de usarem capacetes confortavelmente[1,3] . Nos casos de comunicação oro-antral, uma vez que as alterações de pressão podem interferir com a cicatrização da ferida, deve aconselhar-se a imobilização até que a cicatrização seja evidente.[1]

As afecções orais e os tratamentos dentários em que se deve considerar a imobilização das tripulações aéreas são enumerados no **Quadro XII**. O período de restrição habitual é de 24 a 72 horas, até ao desaparecimento dos sintomas, à cessação da medicação (ou, pelo menos, até se verificar que não há diarreia), à estabilização do coágulo sanguíneo, etc. Para evitar a barodontalgia em voo, Rossi recomenda a imobilização das tripulações militares desde o diagnóstico da necessidade de tratamento endodôntico até à conclusão do tratamento. Uma vez que a dor dentária interfere muitas vezes com o sono, o dentista deve aconselhar a tripulação a imobilizar-se até que a dor seja aliviada e o doente possa dormir bem. A consulta com um cirurgião de voo é necessária nos casos listados na **Tabela XII** e em caso de dúvida.[1]

Doença	Infeção aguda com sintomas sistémicos (por exemplo, temperatura elevada, mal-estar) Noites de insónia relacionadas com dores de dentes
Tratamento / Medicação	anestesia local
	Extração de dentes
	Cirurgia oral/periodontal
	AINEs (por exemplo, ibuprofeno, naproxeno)
	Opiáceos (por exemplo, paracetamol com codene, oxicodona)
	Agentes antimicrobianos sistémicos
	Fraqueza ou tonturas relacionadas com a medicina dentária

Quadro XII Condições orais e tratamentos dentários em que deve ser considerada a imobilização das tripulações aéreas

Por conseguinte, é razoável que uma consulta dentária em ambulatório seja marcada para uma data com um intervalo de tempo suficiente antes do próximo voo planeado (por exemplo, um fim de semana de férias). Embora o tratamento dentário restaurador de rotina não exija aterragem, foi referido que um tratamento restaurador recente é uma das principais causas de barodontalgia. No momento de planear o tratamento, os dentistas devem notificar os seus pacientes da tripulação (e mesmo os pacientes que planearam um voo) sobre as consequências e restrições de voo pós-operatórias.[1]

As restrições de voo após tratamento dentário, tal como estabelecido na Diretiva de Política de Saúde n.º 411 e na Instrução de Defesa (Geral) OPPS 22-2, são as seguintes

A) Terapia dentária: As tripulações submetidas a tratamento dentário que exija a utilização de drogas/medicamentos devem ser afastadas das suas funções de voo durante os seguintes períodos

> *Analgésicos:* Durante o curso da medicação e durante 24 horas após a última dose, (as únicas excepções são a aspirina e o paracetamol em doses normais).

> *Anestésicos locais:* Um mínimo de 8 horas após a administração. Os procedimentos mais complicados podem exigir um período de restrição mais longo.

> *Anestesia geral:* Mínimo de 48 horas após a administração, devendo um oficial médico com formação em medicina aeronáutica estabelecer a duração específica para casos individuais, e a recertificação por um médico adequado é necessária antes de retomar as funções de voo.

> *Sedação intravenosa:* Um mínimo de 48 horas a partir do momento da sedação com recertificação de um médico adequado.

> *Analgesia relativa com óxido nitroso (AR):* 24 horas após a utilização de AR.

> *Sedativos/Hipnóticos:* Durante um curso de medicação e durante 48 horas após a última dose.

> *Antibióticos sistémicos (incluindo agentes antifúngicos e antivirais):* Durante um curso de medicação e durante 24 horas após a última dose.

> *Anti-inflamatórios não esteróides sistémicos:* Durante um curso de medicação e

durante 24 horas após a última dose.

> *Outros:* Muitas drogas e medicamentos comuns, como anti-histamínicos e tranquilizantes, podem ter um impacto na capacidade de discernimento, o que pode ser incompatível com as funções de voo e exigir restrições.[60]

4. Tratamento dentário:

As restrições de voo na sequência de vários tipos de tratamento dentário são enumeradas a seguir:

> *Terapia endodôntica:* O pessoal submetido a tratamento endodôntico deve ser afastado das suas actividades de voo durante o período compreendido entre o reconhecimento da necessidade de tratamento endodôntico e a conclusão satisfatória da obturação radicular. As actividades de voo não devem ser retomadas até que a obturação radicular concluída esteja assintomática durante 24 horas após o procedimento. As tripulações submetidas a tratamento endodôntico devem ser consultadas o mais cedo possível, de acordo com uma gestão clínica correta, e não quando as próximas consultas vagas estiverem disponíveis por rotina.[60]

> *Tratamento de rotina:* Em circunstâncias normais, os tratamentos de rotina não devem dar origem a restrições. No entanto, se o dentista considerar que o procedimento foi stressante para o doente, é necessária uma noite de sono antes do voo.[60]

> *Infecções orais/dentárias:* As actividades de voo podem ser retomadas se tal for certificado por um oficial dentista.

> *Exodontia:* Restrição durante 48 horas após o procedimento, sendo necessária uma recertificação por parte do responsável dentário. No caso de extracções cirúrgicas, a restrição é de, no mínimo, uma semana e até à resolução da inflamação e remoção das suturas, sendo necessária a recertificação por um oficial dentista. As perfurações antrais reais ou suspeitas devem ser tratadas com precaução, sendo obrigatória a restrição das actividades de voo durante um mínimo de duas semanas. A recertificação pode exigir uma avaliação especializada de um cirurgião maxilofacial e/ou testes em câmara hipo/hiperbárica efectuados por um oficial médico com formação em aviação.[60]

> *Osteíte alveolar (alvéolo seco):* Aplica-se uma restrição até à resolução adequada do problema, sendo necessária uma nova certificação por um responsável dentário. A resolução adequada demora normalmente cerca de 10 dias.[60]

> *Cirurgia periodontal ou apicectomia:* Aplica-se uma restrição até à resolução da inflamação, sendo necessária uma nova certificação por um responsável dentário.[60]

> *Cirurgia oral:* As restrições de voo após uma cirurgia oral dependerão da natureza do procedimento e serão determinadas pelo responsável pelo tratamento dentário. Em geral, todas as feridas devem ser suturadas para estes membros e é necessário um período de restrição de 48 horas. As actividades de voo não devem ser retomadas até que a infeção existente seja resolvida. O pessoal deve ser reexaminado por um oficial dentista antes de retomar as suas funções de voo.[60]

Evitar as doenças dentárias é a melhor forma de minimizar a possibilidade de restrições nas actividades de voo. Isto é conseguido através de práticas de higiene oral eficazes. Os check-ups dentários regulares são também uma obrigação, assim como o diagnóstico precoce de problemas.[60]

CONCLUSÃO

A saúde oral pode ser extremamente importante para o desempenho do pessoal. A cavidade oral serve de portal de entrada para agentes infecciosos, desempenha um papel proeminente na infeção cruzada e na transmissão de doenças e pode atuar como reservatório de microrganismos potencialmente patogénicos. A deterioração da saúde oral pode ser prejudicial para o desempenho do pessoal.

Com o número crescente de passageiros aéreos, bem como de pilotos de companhias aéreas e de lazer e respectivas tripulações, os dentistas podem deparar-se regularmente com problemas orais relacionados com o voo que requerem tratamento imediato. A dor oral facial durante o voo pode ser um problema difícil. É importante recolher um historial tão completo e pormenorizado quanto possível, bem como manter um espírito aberto quanto ao diagnóstico.

Além disso, os dentistas devem evitar a criação de riscos durante o voo quando tratam os membros da tripulação. Uma vez que a população de tripulações aéreas é geralmente saudável, verificou-se que as doenças dentárias e a hospitalização constituem uma parte significativa da morbilidade das tripulações aéreas. Para conseguir uma prevenção satisfatória, é necessário um elevado nível de aptidão dentária e, para isso, Ashley (1981) recomendou uma radiografia inicial da boca inteira para identificar a maioria dos dentes vitais. A isto devem seguir-se exames dentários regulares com a utilização de radiografias bitewing, de modo a que as cáries que se desenvolvam sejam tratadas precocemente com um risco mínimo de barodontalgia ou morte da polpa.

Embora possa parecer que esta questão foi negligenciada na educação e investigação dentária nas últimas décadas, a familiaridade e compreensão destes factos pode ser importante para os médicos dentistas. O objetivo deste trabalho é introduzir os conceitos da medicina aeronáutica e da medicina dentária ao dentista, e fornecer ao dentista algumas ferramentas de diagnóstico, bem como orientações de tratamento.

RESUMO

Durante o voo, a tripulação é responsável pela vida dos membros da tripulação e dos passageiros, por completar o voo com sucesso e por manter a aeronave em boas condições. A segurança do voo deve ser sempre a prioridade, uma vez que qualquer dor oral-facial durante o voo pode distrair o piloto do voo ou da aterragem da aeronave e conduzir a um desastre.

No entanto, a fim de reduzir os efeitos de uma potencial barodontalgia, pode ser prudente para nós, enquanto dentistas, sugerir aos pacientes pilotos que mantenham um elevado nível de aptidão dentária. Devido à natureza do seu trabalho, com refeições perdidas e mudanças de fuso horário, o pessoal das companhias aéreas sente-se mais tentado a comer refeições ligeiras de alto teor energético e bebidas açucaradas.

A ciência dentária deve assumir a sua responsabilidade, cultivando um novo domínio - a medicina dentária aeronáutica. Este ramo é importante não só para o exame clínico do tratamento da cavidade oral, mas também do ponto de vista forense ou jurídico.

Aviação

A aeronáutica é a ciência envolvida no estudo, conceção e fabrico de máquinas capazes de voar, ou nas técnicas de operação de aeronaves. **A aviação** é um termo por vezes utilizado indistintamente com a aeronáutica, embora a "aeronáutica" inclua aeronaves mais leves do que o ar, como os dirigíveis, ao passo que a "aviação" não.

Medicina aeronáutica

A medicina aeronáutica, também designada por medicina de voo ou medicina aeroespacial, é um ramo da medicina preventiva ou do trabalho em que os pacientes/sujeitos são pilotos e tripulações.

Microgravidade: efeitos no corpo humano

A exposição à microgravidade e ao ambiente espacial durante missões espaciais de curta e longa duração tem as seguintes consequências:

1. Problema relacionado com os músculos: As perdas de ossos e músculos ocorrem a um ritmo acelerado em voos espaciais (microgravidade), em comparação com as perdas que ocorrem na Terra à medida que os seres humanos envelhecem, dos 25 anos até à senescência.

2. Problema relacionado com os ossos: A microgravidade associada ao voo espacial resulta em alterações músculo-esqueléticas marcantes, incluindo atrofia muscular, supressão da osteogénese cortical e trabecular e uma redução da resistência mecânica dos ossos longos.

3. Problema neurovestibular: Quase 40% dos astronautas sofrem de uma forma de enjoo no espaço.

4. Alterações nos glóbulos vermelhos: Os glóbulos vermelhos parecem mudar de forma no espaço, tornando-se mais esféricos, e menos células povoam a medula óssea.

5. Problemas cardiovasculares e relacionados com os fluidos: Hipotensão ortostática imediatamente após o voo espacial, alteração da suscetibilidade cardíaca a arritmias ventriculares, redução da massa muscular cardíaca e diminuição da função cardíaca.

6. Comprometimento do sistema imunitário: As alterações vão desde alterações no tamanho dos órgãos linfóides a alterações na produção de interferões e alterações na ativação dos linfócitos.

7. Dores de costas: Uma vez que já não são comprimidas pela força da gravidade, as vértebras das costas separam-se ligeiramente e os astronautas crescem até cinco centímetros no espaço. Um efeito secundário da altura acrescida são as dores de costas.

8. Fadiga: O ruído constante e os padrões de luz irregulares tornam difícil dormir numa nave espacial.

9. Falta de limpeza: A água é cuidadosamente conservada no espaço, o que faz com que manter a limpeza seja um desafio.

10. Fraco equilíbrio e orientação: Os astronautas em microgravidade perdem normalmente o sentido de orientação e sentem-se descoordenados ou desajeitados.

11. Efeitos psicológicos: O isolamento prolongado, a monotonia, a mobilidade limitada e a convivência com outros astronautas podem provocar depressão, conflitos interpessoais, ansiedade, insónia e até psicose.

12. Reajustamento à Terra: A súbita reintrodução da gravidade faz com que o sangue nos corpos dos astronautas se precipite, resultando em tonturas e vertigens.

13. Organização celular: Na microgravidade, os microtúbulos das células em desenvolvimento podem não se organizar da mesma forma que na Terra, mesmo após o regresso do astronauta.

14. Radiação: Os astronautas no espaço experimentam flashes de luz que parecem aparecer por detrás das suas pálpebras.

15. stress oxidativo: O stress oxidativo pode aumentar com o voo espacial.

16) Doença de descompressão (DCI): As alterações de volume resultam em lesões, como a rutura da membrana timpânica, a compressão dos seios nasais e o barotrauma pulmonar.

17. Resposta das catecolaminas: A diminuição da secreção urinária de nor-epinefrina tem sido consistentemente documentada em muitos estudos sobre voos espaciais e repouso no leito.

Odontologia para a aviação

Estamos preocupados com dois tipos de mudanças de pressão: aumento rápido da pressão, como no "bombardeamento de mergulho", e diminuição rápida da pressão, como acontece no avião de combate que sobe rapidamente.

Barotrauma

As alterações do volume de gás no interior das cavidades rígidas do corpo, associadas à alteração da pressão atmosférica, podem causar vários efeitos adversos, conhecidos como barotraumas.

1. Barotraumas otíticos externos: A lesão da mucosa de revestimento do canal auditivo externo devido ao espaço hermético entre um objeto no canal auditivo externo (sobretudo tampões para os ouvidos) e o tímpano leva a barotraumas otíticos externos.

2. Barotite média: Descrita pela primeira vez em 1937, a barotite média (também conhecida como barotrauma do ouvido médio) é uma inflamação traumática aguda ou crónica do espaço do ouvido médio produzida por um diferencial de pressão entre o ar da cavidade timpânica e o da atmosfera circundante.

3. *Barosinusite:* A barosinusite (também conhecida como barotrauma sinusal) é uma inflamação aguda ou crónica de um ou mais seios paranasais, produzida pelo desenvolvimento de uma diferença de pressão (geralmente negativa) entre o ar na cavidade sinusal e o ar da atmosfera circundante.

4. ***Cefaleia relacionada com barotrauma:*** O efeito de vácuo que surge durante a descida do avião pode causar um barotrauma nas células etmoidais. Como resultado, a mucosa das células etmoidais pode ser danificada e isto pode causar um estímulo desencadeante nos nervos etmoidais que fornecem a inervação sensorial destas áreas. Assim, pode começar a cefaleia orbital e/ou periorbital definida.

Efeitos da microgravidade na cavidade oral

a. Barotraumas dentários: geralmente envolvem a fratura de uma estrutura dentária em voo ou a redução da retenção ou deslocamento de um dispositivo protético.

b. Efeito sobre a densidade óssea: A ausência de peso está associada a uma depressão acentuada ou à paragem da formação óssea.

c. Efeito na polpa: A descompressão para simular uma altitude de 38.000 pés produziu uma hiperemia e hemorragias ocasionais; estas alterações parecem ter desaparecido em grande parte 30 minutos após a descompressão.

d. Bruxismo: Os membros das tripulações militares, em particular, representam uma população que está constantemente exposta ao stress profissional, mesmo em tempo de paz. Este facto sugere uma possível relação entre os estilos de coping e o bruxismo em tripulações de aviões militares.

e. Saúde oral: As contagens de componentes específicos da microflora oral aumentaram em cada local intra-oral avaliado.

f. Barodontalgia: Uma preocupação considerável entre os médicos e dentistas da aviação durante a década de 1940 e bastante esquecida mais tarde, a barodontalgia, uma dor oral (dentária ou outra) relacionada com a pressão barométrica, foi revisitada na última década.

Kollman refere três hipóteses importantes para explicar este fenómeno: a expansão de bolhas de ar aprisionadas sob uma obturação radicular ou contra a dentina que ativa os nociceptores; a estimulação de nociceptores nos seios maxilares, com dor referida aos dentes; e a estimulação de terminações nervosas numa polpa cronicamente inflamada.

Cuidados dentários

Prevenção: Atualmente, parece que a incidência de manifestações dentárias de alterações de pressão durante o voo é relativamente baixa. Deve ser dada especial atenção à prevenção de problemas dentários e à manutenção da saúde oral.

Exame periódico: Da mesma forma, o diagnóstico precoce de doenças orais iniciais visíveis e ocultas é de especial importância para as tripulações aéreas. Deve ser dada especial atenção a restaurações defeituosas (fracturadas ou rachadas), restaurações com fraca retenção e lesões de cárie secundárias.

Tratamento dentário:

> *Tratamento de restauração:* Remoção de todos os tecidos cariados e colocação de revestimento da cavidade antes da restauração.

> *Endodontia:* Evitar o capeamento pulpar direto.

> *Prótese dentária:* No tratamento de tripulações aéreas, devem ser envidados todos os esforços para melhorar a retenção dos dispositivos protéticos.

> *Cirurgia oral:* Ao extrair um dente superior posterior, o dentista tem de excluir a existência de comunicação oro-antral.

Restrição de voo

A restrição de voo (grounding) de um doente é necessária quando se suspeita de interferência nas capacidades de voo do membro da tripulação aérea. Alguns medicamentos podem causar tonturas ou falta de concentração (por exemplo, analgésicos), enquanto outros podem causar diarreia (por exemplo, antibióticos). As restrições de voo seguem vários tipos de tratamento dentário, tais como: endodontia, infecções orais, exodontia, osteíte alveolar, cirurgia periodontal, cirurgia oral, etc.

Embora possa parecer que esta questão foi negligenciada na educação e investigação dentária nas últimas décadas, a familiaridade e compreensão destes factos pode ser importante para os médicos dentistas. O objetivo deste trabalho é introduzir os conceitos da medicina aeronáutica e da medicina dentária ao dentista, e fornecer ao dentista algumas ferramentas de diagnóstico, bem como orientações de tratamento.

BIBLIOGRAFIA

1. Zadik Y. Medicina dentária na aviação: conceitos e práticas actuais. Br Dent J 2009;206(1):11-6.

2. Kaur J, Rai B. Aeronautic dental practice: a review. Journal of aeronautic dentistry 2009; 1 (1):9-1 1.

3. Gibbons AJ. Dor oral-facial durante o voo. Br Dent J 2003;194(1):5.

4. Brown LR, Fromme WJ, Handler SF, Wheatcroft MG, Johnston DA. Effect of skylab mission on clinical and microbiologic aspects of oral health (Efeito da missão do Skylab nos aspectos clínicos e microbiológicos da saúde oral). J Am Dent Asso 1976;93:357-63.

5. Ellingham HK. Dentistry in the military. Br Dent J 2002;193(8):427- 8 .

6. Levy BM, Richmond. Odontologia aeronáutica. Am J Orthod Oral Surg 1943;29(2):B92-5.

7. Rai B, Denning K. Effects of long-term space flight on the human body (Efeitos do voo espacial de longa duração no corpo humano). Jornal de medicina dentária aeronáutica 2009; 1(1): 15-7.

8. Leggat PA. Travel medicine: an Australian perspective. Travel Med Infect Dis 2005;3(2):67-75.

9. Brown LR, Allen SS, **Wheatcroft MG, Frome WI.** Câmara hipobárica para estudo da flora oral em ambiente de nave espacial estimulada. J Dent Res 1971;50:443-9.

10. Brown LR, Allen SS, **Wheatcroft MG, Frome WI, Rider LJ.** Efeitos de uma missão simulada do skylab na saúde oral dos astronautas. J Dent Res 1974;53(5): 1268-75.

11. Rai B. Medicina dentária aeronáutica: Um novo ramo especializado e as suas diretrizes curriculares. O Jornal Internet de Ciências Dentárias 2007;5(1).

12. Aviação [online]. 2008 Oct [cited 2009 sept 18]. Disponível em: URL:http://en. wikipedia.org/wiki/Aviation

13. Aeronáutica [online]. [citado 2009 set 18]. Disponível em: URL:http://en.wikipedia.org/wiki/Aeronautics

14. História da aviação [online]. 2010 Jan [citado 2010 Mar 20]. Disponível em: URL:http://en.wikipedia.org/wiki/Aviation history

15. Aviação civil [em linha], [citado 2010 mar 20]. Disponível em: URL: http://en.wikipedia.org/wiki/Civil aviação

16. Aviação militar [em linha], [citado 2010 mar 20]. Disponível em: URL:http://en.wikipedia.org/wiki/Militarv aviação

17. A aviação e o ambiente [em linha], [citado 2010 mar 20]. Disponível em: URL:http://en.wikipedia.org/wiki/Aviation and the environment

18. Aviation medicine-from the aeronauts to the eve of the astronauts [online], [cited 2009 oct 10]. Disponível em: URL: ht tp ://www .nlm .nih. go v/hmd/pdf/avi ation

19. **Jain RK, Khrab** S, **Anand** SC. Missão a Marte e factores humanos: panorâmica. Jornal de medicina dentária aeronáutica 2009; 1(1): 19-23.

20. Medicina aeronáutica [online], [cited 2009 oct 10]. Disponível em: URL:http://en.wikipedia.org/wiki/Aviation Medicina

21. **Alford BR, Atkins JH.** Historical ties between otolaryngology- head and neck surgery and aviation and space medicine. Otolaryngol Head Neck Surg. 1998;118(3[pt2]):S2-S4.

22. **Booth FW.** Aplicação terrestre da investigação óssea e muscular em microgravidade. Adv Space Res 1994; 14:373- 6.

2 3.**Stein TP, Leskiw MJ, Schluter MD, Hoyt RW, Lane HW, Gretebeck RE, et. al.** Energy expenditure and balance during spaceflight on the shuttle. Am **J** Physiol Regul Integr Comp Physiol 1999;276(6):R1739-R48.

2 4.**Stein TP, Leskiw MJ, Schluter MD, Donaldson MR, Larina I. Protein** kinetics during and after long duration spaceflight on MIR. Am J Physiol. 1999;276(lptl):E1014-E21.

2 5.**Stein TP, Gaprindashvili T.** Spaceflight and protein metabolism, with special

reference to humans. Am J Clin Nutr 1994;60:806S-19S.

26. **Garetto LP, Gonsalves MR, Morey ER, Durnova G, Roberts WG.** Produção de pré-osteoblastos 55 horas após um voo espacial de 12,5 dias no Cosmos 1887. Faseb J 1990;4:24-38.

27. **Garetto LP, Morey ER, Durnova GN, Kaplansky** AS, **Roberts WE.** Produção de pré-osteoblastos em ratos COSMOS 2044: recuperação a curto prazo do potencial osteogénico. J Appl Physiol 1992;73(2):14S-8S.

28. **Kumei** Y, **Shimokawa H, Katano H, Akiyama H, Hirano M, Mukai S, et. al.** Spaceflight modulates insulin-like growth fator binding proteins and glucocorticoid recetor in osteoblasts. J Appl Physiol 1998;85:139-47.

2 9.**Iwamoto J, Takeda T, Sato** Y. Intervenções para prevenir a perda óssea em astronautas durante o voo espacial. Keio J Med 2005;54(2):55-9.

3 0.**Duke PJ, Montufar-Solis D.** A exposição à gravidade alterada afecta todas as fases da diferenciação da cartilagem endocondral. Adv Space Res 1999;24(6):821-27.

3 1.**Sonnenfeld G, Mandel AD, Konstantinova IV, Berry WD, Taylor GR, Lesnyak AT, et. al.** Spaceflight alters immune cell function and distribution. J Appl Physiol 1992;73(2): 191S-5S.

32. **Rykova MP, Sonnenfeld G, Lesnyak AT, Taylor GR, Meshkov DO, Mandel AD.** Effect of spaceflight on natural killer cell activity (Efeito do voo espacial na atividade das células assassinas naturais). J Appl Physiol 1992;73(2): 196S-200S.

33. **Nash PV, Konstantinova IV, Fuchs BB, Rakhmilevich AL, Lesnyak AT, Maestro AM.** Effect of spaceflight on lymphocyte proliferation and interleukin-2 production. **J** Appl Physiol 1992;73(2):186S-90S.

3 4.**Stein TP, Leskiw MJ.** Oxidant damage during and after spaceflight. Am J Physiol Endocrinol Metab 2000;278:E375-E82.

3 5.**Allan GM, Kenny D.** High-altitude decompression illness: case report and discussion. CMAJ 2003; 169(8).

3 6.**Stein TP, Schluter MD, Moldawer LL.** Endocrine relationships during human

spaceflight (Relações endócrinas durante o voo espacial humano). Endocrinol Metab 1999;276:E155-E62.

37. Odontologia de alto nível. Br Dent J 2009;206(1):6.

38. **McDonnel JP, Needleman HL, Charcut S, Allred EN, Roberson DW, Kenna MA, et al.** A relação entre a sobremordida dentária e a disfunção da trompa de Eustáquio. Laryngoscope 2001; 111:310-6.

39. **Thiringer JK.** Barosinusits [online], [updated 2008 Nov 11; cited 2009 oct 10]. Disponível em: URL:http://emedicine.medscape.com/article/862964- overview

40. **Berilgen MS, Miingen B.** Cefaleias associadas a viagens de avião: relato de seis casos. Cefalalgia 2006;26:707-11.

41. **Zadik Y, Einy S, Pokroy R, Dayan YR, Goldstein L.** Fratura dentária na exposição aguda a grande altitude. Aviat Space Environ Med 2006;77: 654-7.

42. **Calder IM, Ramsey JD.** Ondontecrexis - os efeitos da descompressão rápida em dentes restaurados. J Dent 1983; 11(4):318-23.

43. **Haignere C, Jonas P, Khayat P, Girot G.** Medição da altura do osso em redor de um implante dentário após um voo espacial de 6 meses: relato de um caso. Int J Oral Maxillofac Implants 2006;21:450-4.

44. **Roberts WE, Mozsary PG, Morey ER.** Supressão da diferenciação de osteoblastos durante a ausência de peso. Physiologist 1981;24(6):S-75-6.

4 5.**Simmons DJ, Russell JE, Winter F, Van PT, Vignery A, Baron R, et. al.** Effect of spaceflight on the non-weight-bearing bones of rat skeleton. Am J Physiol 1983;244:R319-26.

4 6.**Orban B, Ritchey B, Zander HA.** Estudo experimental das alterações pulpares produzidas na câmara de descompressão. J Dent Res 1946;25;299-309.

47. **Lurie O, Zadik Y, Einy S, Tarrasch R, Raviv G, Goldstein L.** Bruxism in military pilots and non-pilots: tooth wear and psychological stress. Aviat Space Environ Med 2007;78:137-9.

48. **Zadik Y.** Barodontalgia: o que aprendemos na última década? Oral Surg Oral

Med Oral Pathol Oral Radiol Endod 2010;109:e65-9.

49. **Zadik Y** . Barodontalgia. J Endod 2009;35:481-5.

50. **Zadik Y, Chapnik L, Goldstein L.** In-flight barodontalgia: analysis of 29 cases in military aircrew. Aviat Space Environ Med 2007;78:593-6.

51. **Robichaud R, McNally ME.** Barodontalgia como diagnóstico diferencial: sintomas e achados. J Can Dent Assoc 2005;71(1):39- 4 2.

52. Medicina dentária na aviação: Problemas relacionados com as alterações de pressão. Dental Abstract 2009;54(3):146-8.

53. **Zadik Y.** Barodontalgia devido a inflamação odontogénica nos ossos maxilares. Aviat Space Environ Med 2006;77:864-6.

54. **Gonzalez-Santiago MM, Martmez-Sahuquillo-Marquez A, Fernandez PB.** Incidência de barodontalgias e sua relação com a condição oral/dentária em pessoal com responsabilidade em voo militar. Med Oral 2004;9:92-105.

55. **Kollmann W.** Incidência e possíveis causas de dor dentária durante voos simulados a grande altitude. J Endod 1993; 19(3): 154-9.

5 6.**Senia SE, Cunningham KW, Marx RE.** O dilema de diagnóstico da barodontalgia. Oral Surg Oral Med, Oral Pathol 1985;60:218-23.

5 7.**Hodges FR.** Barodontalgia a 12.000 pés. J Am Dent Asso 1978;97:66-8.

5 8.**Sciller WR.** Aerodontalgia em condições hiperbáricas: uma análise de quarenta e cinco histórias de casos. Oral Surg Oral Med, Oral Pathol 1965;20:694-7.

59. **Hutchins HC, Reynolds OE.** Investigação experimental da dor referida da aerodontalgia. J Dent Res 1947;26:3-8.

60. Touchdown: The Australian navy aviation safety and information magazine, [online]. Ago 2006 [citado 2009 Out 10]. Disponível em: URL:http://www.naw.gov.au/w/images/Touchdown August 2006.pdf

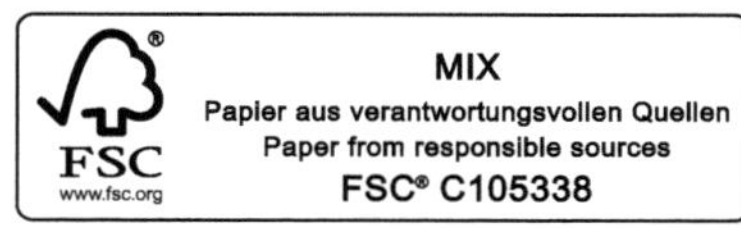

Printed by Books on Demand GmbH, Norderstedt / Germany